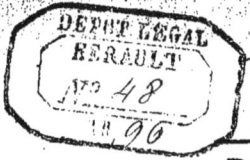

Docteur E. QUÉTAND

INDICATIONS

DE LA LIGATURE SIMULTANÉE DE L'ARTÈRE

ET DE LA VEINE FÉMORALES

MONTPELLIER
IMPRIMERIE CENTRALE DU MIDI
(HAMELIN FRÈRES)
—
1896

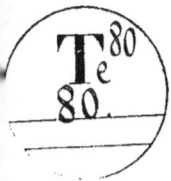

INDICATIONS

DE LA LIGATURE SIMULTANÉE DE L'ARTÈRE

ET DE LA VEINE FÉMORALES

TRAVAIL DU LABORATOIRE

DE LA CHAIRE D'OPÉRATIONS ET APPAREILS

INDICATIONS

DE LA LIGATURE SIMULTANÉE DE L'ARTÈRE

ET DE LA VEINE FÉMORALES

Étude clinique et chirurgicale

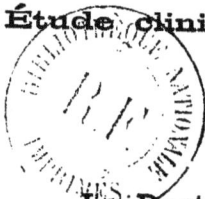

PAR

Le Docteur E. QUÉTAND

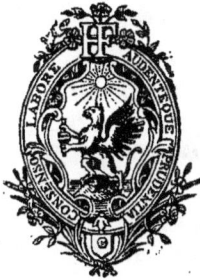

MONTPELLIER

IMPRIMERIE CENTRALE DU MIDI

(HAMELIN FRÈRES)

1896

PERSONNEL DE LA FACULTÉ

MM. MAIRET (✻)............ Doyen
CARRIEU................ Assesseur

PROFESSEURS

Hygiène..	MM. BERTIN-SANS.
Clinique médicale....................................	GRASSET (✻).
Clinique chirurgicale................................	TEDENAT.
Clinique obstétricale et gynécologie	GRYNFELTT.
Thérapeutique et matière médicale...............	HAMELIN (✻).
Clinique médicale....................................	CARRIEU.
Clinique des maladies mentales et nerveuses.......	MAIRET (✻).
Physique médicale...................................	IMBERT.
Botanique et histoire naturelle médicale	GRANEL.
Clinique chirurgicale................................	FORGUE.
Clinique ophtalmologique...........................	TRUC.
Chimie médicale et pharmacie....................	VILLE.
Physiologie...	HEDON.
Histologie..	VIALLETON.
Pathologie interne..................................	DUCAMP.
Anatomie..	GILIS.
Opérations et appareils.............................	ESTOR.
Médecine légale et toxicologie	N...
Id. SARDA (Ch. du c.)	
Anatomie pathologique............................	N...
Id. Bosc (Ch. du c.)	
Microbiologie..	N...

PROFESSEURS HONORAIRES : MM. JAUMES, DUBRUEIL (✻), PAULET (O ✻).

CHARGÉS DE COURS COMPLÉMENTAIRES

Clinique annexe des maladies des enfants.	MM. BAUMEL, agrégé.
Accouchements	PUECH, agrégé.
Clinique ann. des mal. syphil. et cutanées..	BROUSSE, agrégé.
Clinique annexe des maladies des vieillards.	ESPAGNE, agrégé libre.
Pathologie externe....................	N...

AGRÉGÉS EN EXERCICE :

MM. BAUMEL	MM. LAPEYRE	MM. VALLOIS
BROUSSE	MOITESSIER	MOURET
SARDA	BOSC	DELEZENNE
LECERCLE	DE ROUVILLE	GALAVIELLE
RAUZIER	PUECH	

MM. H. GOT, *secrétaire.*
F.-J. BLAISE, *secrétaire honoraire.*

**EXAMINATEURS
DE LA THÈSE:**
MM. ESTOR, *président.*
TEDENAT.
DE ROUVILLE.
PUECH.

A MON PERE

LE DOCTEUR E. QUÉTAND

Médecin en chef de la marine (réserve de l'armée de mer)
Ancien professeur agrégé aux Écoles de médecine navale
Chevalier de la Légion d'honneur.

E. QUÉTAND.

A MA MÈRE

A MA GRAND'MÈRE

A MA SŒUR

E. QUÉTAND.

INTRODUCTION

Commencer notre thèse par une observation paraîtra peut-être étrange, c'est pourtant ainsi que nous ferons.

Notre travail, en effet, est né d'une observation qu'ont bien voulu nous communiquer MM. les professeurs Estor et Bimar.

La rapporter ici nous permettra de poser nettement le but que nous nous sommes proposé dans notre étude, et vers quel point ont été dirigées nos recherches.

Observation I

(*Inédite*)

T.·. J..., âgée de cinquante-quatre ans, mariée à vingt et un ans ; elle eut quatre enfants ; un seul est mort en bas âge ; les trois autres sont bien portants.

Sans avoir jamais eu de crises nerveuses, la malade est pourtant très impressionnable ; elle est sujette à des névralgies répétées. Très peu d'appétit.

Comme maladies antérieures, nous ne relevons qu'une fièvre typhoïde à vingt-cinq ans, de l'ictère à quarante ans, enfin l'influenza en fin janvier 1896, d'une durée d'un mois, dont on attendit la convalescence pour entreprendre l'opération dont nous allons nous occuper.

Comme antécédents héréditaires, nous trouvons un père mort à soixante-cinq ans d'attaque d'apoplexie, et une mère morte à quatre-vingt-quatre ans.

Histoire de la tumeur. — Début insidieux, il y a sept ans, par une petite tumeur de la grosseur d'une noisette.

On la traita à cette époque par des pointes de feu et la teinture d'iode en injections interstitielles.

En 1890, notre confrère Gerbaud en tente l'extirpation ; mais, croyant que le mal a des racines très profondes, il ne la termine pas. A partir de cette époque, la malade n'a absolument suivi aucun traitement.

En octobre 1895, la tumeur devint le siège de douleurs excessivement vives, empêchant le sommeil ; c'est ce qui décide la malade à demander une intervention.

Le 20 février, j'examine cette femme avec mon excellent confrère le docteur Bimar. Elle est pâle, anémiée, amaigrie ; sa figure offre l'expression d'une vive souffrance. Elle demande à tout prix à être soulagée. Elle tousse encore un peu ; cependant, à l'auscultation, on ne trouve pas de trace de l'attaque d'influenza.

Le pouls est petit et fréquent, mais la température normale.

Sur la cuisse gauche, au niveau de sa partie antéro-interne, existe une tumeur assez molle, par place même fluctuante, adhérente à la peau sur un espace grand comme une pièce de 5 francs, mais ne paraissant pas adhérer à l'os. Cependant, nous prévenons la malade qu'il est possible qu'au cours de l'opération une amputation de cuisse soit jugée nécessaire.

Opération le 3 mars avec l'aide du docteur Bimar.

Les précautions antiseptiques ont été soigneusement prises. La pièce dans laquelle l'opération a eu lieu avait été démeublée et désinfectée.

Anesthésie à l'éther.

On fait une incision en forme de croissant, la partie de peau adhérente étant sacrifiée. On coupe l'aponévrose, et, pour arriver sur la tumeur, il faut sectionner un plan musculaire appartenant au quadriceps.

La tumeur est encapsulée et on arrive assez facilement avec les doigts à la séparer des parties ambiantes.

On constate alors qu'elle n'a pas un point de départ osseux, mais qu'elle adhère solidement à l'artère et à la veine fémorales. L'artère est liée au-dessus de la tumeur, dans un point situé au-dessous de la naissance de la fémorale profonde, pense M. Bimar, dont la compétence en anatomie ne peut être contestée.

Une grosse pince à forcipressure est placée sur la veine au-dessous de la tumeur et laissée à demeure.

La plaie est lavée à la solution phéniquée forte, et l'on met un drain.

L'examen microscopique, fait par le Dr Poujol, a montré qu'il s'agissait d'un sarcome intra-musculaire.

L'opérée s'est très bien relevée du choc opératoire ; mais le pied, déjà refroidi après l'opération, n'a pas repris sa température normale.

Dès le lendemain, on note sur la face dorsale du pied gauche des taches rougeâtres se détachant nettement sur un fond blanc livide.

Le surlendemain, 5 mars, nous enlevons la pince à demeure. La malade ne souffre nullement de la plaie qui est parfaitement aseptique, mais se plaint beaucoup de son pied. Les signes de gangrène se sont accentués et la partie morte est séparée de la partie vivante par une ligne sinueuse, plus haute sur la partie externe qu'interne de la jambe, et placée au-dessus de l'interligne tibio-tarsien.

Les jours suivants, les orteils se sont momifiés, tandis que les autres parties sphacélées se sont couvertes de larges phlyctènes.

Au deuxième pansement, huit jours après l'opération, on note un peu de sphacèle sur les lèvres de la plaie. Depuis lors, la malade a un peu de fièvre ne dépassant pas 38°5.

Aujourd'hui, 11 avril, la plaie opératoire est absolument cicatrisée. Les limites de la gangrène sont absolument les mêmes que le premier jour ; ce fait semble bien prouver qu'il s'agit véritablement d'une gangrène aseptique par occlusion vasculaire. Les orteils sont secs et momifiés, tandis que le pied et le cou-de-pied ont l'aspect de la gangrène molle. Des pointes de feu très profondes pratiquées ce matin ont donné issue à du putrilage d'odeur très fétide.

L'état général est bon. Plus de fièvre depuis quelques jours.

Pour faire l'amputation de la jambe, nous attendons que la partie gangrenée s'élimine d'elle-même.

14 avril. — Le pied mortifié dégageant une odeur insupportable, nous l'enlevons en nous tenant dans les tissus gangrenés à 1 centimètre environ de la zone saine. En quelques minutes l'opération est.

faite. Large cautérisation au thermo-cautère. Pas de sang. Pansement avec des poudres antiseptiques.

Dans le cas actuel, a-t-on eu raison de conserver le membre? N'était-il pas préférable de faire l'amputation de suite?

Voilà le problème que nous allons étudier et essayer de résoudre.

Depuis de longues années ce sujet a été la cause de nombreuses discussions, toutes basées sur des observations sérieuses, sur des faits cliniques précis. Certains chirurgiens, peut-être favorisés par les circonstances, n'ont eu qu'à se louer d'une intervention, qui pour d'autres, moins heureux, a été suivie d'accidents graves. De là, deux camps :

1° Les optimistes, si vous permettez que je les nomme ainsi, qui traitent de chimérique la gangrène par arrêt de la circulation fémorale, et s'opposent à toute amputation ;

2° Les pessimistes, au contraire, qui disent : « La gangrène dans des cas semblables est fatale. Il faut amputer, et cela de suite. »

Ce que nous voulons, nous, c'est nous efforcer de savoir à quel camp nous devons nous rattacher en pratique :

Serons-nous optimiste ou conservateur?

Serons-nous pessimiste ou interventionniste ?

Ou bien trouverons-nous place entre ces deux partis?

Dans un premier chapitre, nous exposerons les idées des optimistes, et les observations qui peuvent leur donner raison.

Dans un second chapitre, nous opposerons aux précédents les pessimistes et les observations qui viennent à l'appui de leurs idées.

De l'ensemble des observations assez nombreuses que nous avons pu réunir, nous essaierons de déduire quelques conclusions.

Conclusions qui, grâce au nombre des cas que nous avons

pu réunir, et à nos expériences personnelles sur des chiens, seront, nous l'espérons, pratiques.

Au commencement de cette thèse, et à la veille de quitter nos études médicales, nous venons remercier tous nos maîtres. Nous remercions tout particulièrement M. le professeur Grasset pour son enseignement clinique et la bienveillance qu'il nous a toujours montrée. M. le professeur Grynfeltt a droit à toute notre reconnaissance, car il nous a initié à l'art difficile des accouchements et à la gynécologie. Nous ne saurions oublier M. le professeur Vialleton, auprès de qui nous avions commencé nos études à la Faculté de médecine de Lyon, et qui, là-bas comme ici, a toujours été pour nous très bienveillant. Merci encore à M. le professeur Ducamp. Que M. le professeur agrégé Rauzier veuille bien croire à notre sincère reconnaissance pour le vif intérêt qu'il nous a toujours porté.

Nous n'oublierons jamais M. le professeur Estor, qui non seulement veut bien nous faire l'honneur de présider notre thèse inaugurale, après nous avoir dirigé dans son exécution, mais qui aussi a droit à toute notre reconnaissance pour l'enseignement chirurgical et pratique qu'il nous a toujours donné, dans les hôpitaux comme dans ses cours.

Que M. Rochard, ancien inspecteur général du service de santé de la marine; MM. Walter, Reclus et Lejars, veuillent agréer l'assurance de notre profonde reconnaissance pour les indications précieuses qu'il nous ont adressées au sujet de notre travail.

Nous remercions enfin nos camarades MM. Ch. Bonne, A. Sargnon, internes des hôpitaux de Lyon, qui nous ont aidé dans nos recherches; et MM. Laisné, enseigne de vaisseau, H. Ancoff, et St. Kaltcheff, étudiants, pour les traductions qu'ils ont bien voulu nous faire.

INDICATIONS

DE LA LIGATURE SIMULTANÉE DE L'ARTÈRE
ET DE LA VEINE FÉMORALES

CHAPITRE PREMIER

Les vaisseaux fémoraux (artère et veine) ont été liés dans des circonstances très variées. Traitement de l'anévrisme artério-veineux ; ligature au-dessus et au-dessous du sac. Blessure accidentelle des vaisseaux : par instruments tranchants ou piquants ; par coup de feu ; par fracture du fémur. Ulcération à la suite de suppuration ganglionnaire ; d'abcès par congestion. Ligature dans tous ces cas pour arrêter l'hémorragie, qu'elle ait été simplement veineuse, ou artérielle et veineuse. Enfin, ligature de l'artère et de la veine fémorales soit avant, soit pendant l'extirpation d'un néoplasme, un sarcome par exemple.

Dans toutes les observations que nous avons réunies, la ligature a été faite pour les causes que nous venons d'indiquer.

Si nous cherchons dans l'histoire de la chirurgie, nous voyons que les chirurgiens, ainsi que nous l'avons exprimé plus haut, ne sont pas tous du même avis.

Occupons-nous tout d'abord des optimistes, qui lient sans crainte aucune les deux vaisseaux, non seulement quand tous deux sont lésés, mais encore quand la veine seule l'est.

Fabrice de Hilden, Boerhave, Van Swieten, Ph. Roux, Boyer, sont de ces derniers. Gensoul confirme leurs idées et les met en pratique en 1833, où il fit la ligature de l'artère pour une simple hémorragie de la veine fémorale.

S'il n'eut pas, ainsi que nous allons le voir, un succès parfait, puisque son opéré mourut, du moins ce ne fut pas de gangrène.

Observation II

(Gensoul, *Gazette médicale*, 1833)

Un homme, dans la force de l'âge, avait été frappé à la partie moyenne de la cuisse par une balle qui, en passant de dehors en dedans, fractura le fémur. Son état était des plus satisfaisants, lorsque, le 20 décembre, après un écart de régime, il fut pris pendant la nuit de vomissements copieux, puis d'une fièvre intense. L'agitation violente de la cuisse par les soubresauts des frissons donna lieu à une abondante hémorragie de sang noir, évidemment veineux, qui ne put être arrêtée que par la compression du pli de l'aine ; mais, comme celle-ci était douloureuse pour le malade, il arracha tous les moyens compressifs et le sang coula de nouveau. Alors, sans balancer, j'incisai sur le trajet de l'artère fémorale, et en fis la ligature au-dessus de l'artère fémorale profonde.

Cette opération fatigua un peu le malade ; elle ne dura pas au delà de deux minutes. L'hémorragie fut suspendue, mais les accès de fièvre empirèrent et le malade succomba sept jours après l'opération, sans qu'il y eut aucune trace de gangrène dans le membre opéré.

D'après Maubrac, qui le tiendrait de M. le professeur Diday, ce dernier ayant connu ce malade, la mort ne serait venue que vers le quinzième ou le dix-septième jour après l'intervention. Ainsi, il est certain que la circulation collatérale était venue suppléer celle de la fémorale liée et celle de la veine rompue.

Langenbeck (1861) croit que lorsque « les deux vaisseaux sont liés (artère et veine fémorales), non seulement la gangrène ne se produit pas, mais la circulation capillaire est moins troublée que lorsque la veine ou l'artère seule est liée. » Il pense qu'il s'établit « un équilibre entre la circulation artérielle et la veine, jusqu'à ce que la circulation collatérale soit établie. »

Il eut un succès complet dans un cas rappelant celui de Gensoul.

Observation III

(LANGENBECK, citée par FOLLIN et DUPLAY, t. II, p. 539)

Une femme, âgée de quarante-neuf ans, souffrait d'une tumeur grosse comme la tête d'un adulte et située en avant de l'artère fémorale.

Le réseau veineux sous-cutané était très dilaté et formait en plusieurs points de grosses veines Au moment où Langenbeck finissait d'extirper cette tumeur, en coupant les derniers liens celluleux qui la retenaient, il s'écoula un flot de sang noir. La compression de la veine fémorale arrêta l'hémorragie, et, quand on eut enlevé la tumeur, on trouva dans

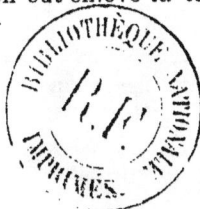

2

la partie dilatée de la veine, à un pouce au-dessous de son entrée dans le canal crural, une perforation d'une ligne et demie de diamètre. On jeta sur la paroi de la veine une ligature latérale; mais, au moment où l'on cessa la compression de la veine, la ligature se détacha et l'hémorragie reparut. Après avoir essayé de lier la veine fémorale circulairement, sans succès, Langenbeck se décida à appliquer sur l'artère une double ligature et à couper le vaisseau entre les deux fils; alors l'hémorragie s'arrêta définitivement.

Cicatrisation et guérison complète, sans trouble de la circulation du membre, en trois mois.

Chassaignac, Dupuytren, viennent aussi confirmer les idées précédentes. Ils interrompent la circulation artérielle dans la fémorale, lorsqu'elle l'est déjà accidentellement dans la veine correspondante. Pour eux, en effet, la gangrène serait surtout due à la gêne dans la circulation de retour, et stase, par suite, dans les capillaires.

Pitha, pour des raisons semblables, dans le cours d'une opération pour l'ablation d'une tumeur, ayant blessé la veine, lia l'artère après la veine. Lössen croit même bon et nullement dangereux de lier ces vaisseaux dès le début de l'opération, si on craint d'avoir à les léser.

Citons encore rapidement Busch, Bardeleben, Hueter, qui, dans leurs ouvrages et manuels de chirurgie, sont de l'avis des chirurgiens précédents.

Braun, par ses recherches anatomiques, est amené à considérer le sphacèle comme fatal quand la circulation veineuse est disparue; elle ne peut être prévenue que par la ligature de l'artère correspondante. Rabe est parfaitement de cet avis; Kraske est moins affirmatif; mais Tillmanns, lui, ne liera jamais la veine sans l'artère et s'est toujours bien trouvé de cette méthode :

Observation IV

(Résumée)

(TILLMANNS, *Intern. Journ. of med. and. surg.*, vol. I, p. 224)

Tillmanns lia l'artère fémorale au-dessous du ligament de Poupart pour une hémorragie abondante provenant de nombreuses veines volumineuses, après l'extirpation d'un sarcome vasculaire de la cuisse, de la dimension d'une tête d'homme. L'hémorragie fut promptement arrêtée et le malade guérit sans trouble circulatoire ni gangrène.

Il semble donc avantageux de lier simultanément l'artère et la veine fémorales. L'hémorragie veineuse est ainsi plus sûrement arrêtée, et cela sans aucune apparence de sphacèle. Tillmanns ajoute : « Dans ces circonstances, on peut espérer que d'autres cas heureux de ligature de la veine fémorale blessée et de l'artère viendront s'ajouter à ceux déjà connus, d'autant plus que la méthode antiseptique prévient les infiltrations inflammatoires diffuses des parties molles et la phlébite, qui sont probablement la cause principale de la gangrène, après la ligature des artères comme après celle des veines. »

Voici encore une observation de ce chirurgien en faveur de ses principes :

Observation V

(TILLMANNS, *Berl. klin. Woch.*, 1881, p. 33 et 57)

Un jeune homme de vingt ans, cordonnier à Leipzick, se blessa, le 19 mars 1879, en coupant du cuir. Le couteau pénétra profondément au-dessous de la partie moyenne de la cuisse. Une hémorragie abondante se produisit. Une compression hâtive fut faite par le père du jeune blessé. Le Dr Schmidt, appelé, fit l'hémostase par la compression sur et au-dessus de la plaie.

Le malade me fut envoyé trois heures après. J'enlevai le pansement compressif et mis à nu une plaie d'un centimètre et demi, située au-dessus de la partie moyenne de la cuisse, en dedans du muscle de Sertorius. Un épanchement sanguin formait sous les lèvres de la plaie une tumeur assez considérable.

L'hémorragie était arrêtée ; mais, vu le lieu de la blessure et de la tumeur sanguine, il était probable que l'artère et la veine étaient blessées. J'agrandis la plaie sur une longueur de 10 à 12 centimètres, le blessé ayant été endormi au chloroforme ; je ne me servis pas de la bande d'Esmarch, je me contentai de la compression digitale faite par un aide.

La plaie étant soigneusement désinfectée, j'allai à la recherche des vaisseaux.

L'artère et la veine étaient sectionnées dans le sens de leur longueur, juste au-dessous de l'origine de la fémorale profonde ; je liai les deux vaisseaux au fil de catgut. L'hémorragie fut ainsi suspendue complètement, et je supprimai la partie blessée entre deux ligatures, soit 1 centimètre environ. Drainage de la plaie et pansement de Lister.

La température maximum fut de 37°8 le soir du quatrième jour après l'opération.

Le soir même de celle-ci le pouls fut de 102, pour revenir à l'état normal le lendemain et les jours suivants.

Le 21 avril, la blessure était presque entièrement cicatrisée ; un peu retardée par un léger écartement des lèvres de la plaie.

Le blessé put reprendre peu de temps après son état de cordonnier. »

Marmaducke Sheild, en 1889, à la Société de médecine de Londres, soulevait encore cette question, et cela à propos de l'observation suivante :

Observation VI
(Résumée)

(SHEILD, *Soc. méd. Lond.*, mars 1887)

Garçon de vingt-deux ans, atteint d'adénite suppurée ayant causé une hémorragie. Ligature des deux vaisseaux inguinaux. Mort onze jours après l'intervention d'accidents septiques, sans gangrène.

Mac Carmac, Pitt, « préconisent aussi la double ligature qu'ils considèrent avec sheild comme bénigne. »

Von Œttingen se range encore à un avis semblable, et fournit deux observations suivies de succès :

Observation VII
(Résumée)

(VON ŒTTINGEN, cité par LYDELL, *Encyc. intern. de chir.*)

En enlevant une tumeur située dans la fosse ovale, il blessa la veine fémorale et en lia les deux bouts. Malgré cette double ligature, l'hémorragie continua et la jambe se cyanosa. Pour arrêter l'hémorragie veineuse et rétablir l'équilibre entre l'afflux et le reflux du sang, il lia l'artère fémorale. L'hémorragie cessa, la cyanose disparut ; la gangrène n'apparut pas et l'opéré guérit parfaitement.

Observation VIII
(Résumée)

(VON ŒTTINGEN, *St-Pétersb. med. Zeitsch.*, 1865, vol. VIII, p. 322)

Ablation d'une tumeur et résection des vaisseaux fémoraux qui se trouvent adhérents à cette tumeur. Ces vaisseaux, sectionnés au-dessous du ligament de Poupart, sont réséqués presque jusqu'au canal de Hunter. L'opéré mourut vers le septième jour sans qu'on eut signalé aucune trace de sphacèle. »

Observation IX

(Résumée)

(Rose, *Sammlung klin. Vertrage*, 1875. — Thèse de Bloch, Zurich, 1881, p. 69, obs. 17).

Plaie de l'artère et de la veine fémorale. — Ligature. — Guérison

B. J., vingt-cinq ans, boucher, fut attaqué le 2 août 1874 dans la soirée; il entre le lendemain à l'hôpital.

Antécédents héréditaires. — Père tuberculeux, mère bien portante. Le blessé nie tout antécédent épileptique.

Antécédents personnels. — Vie très mouvementée.

Ouvrier charcutier, il a le bras pris dans une machine en été 1866, ce qui l'oblige à faire un séjour de trois semaines à l'hôpital. Il ne récupère l'usage de son bras que six mois après, conservant encore de l'atrophie du bras et une anesthésie complète des quatrième et cinquième doigts.

En 1867, il va en Hongrie, travaille comme boucher ; à différentes reprises, durant deux ans, douleurs rhumatismales.

Il quitte Bude pour venir à Vienne, puis à Berchtesgaden (Bavière), où il est obligé de s'arrêter pour traiter des accès quotidiens de fièvre intermittente.

Guéri, il entre en France au momentde la guerre, assiste au siège de Metz. Après la capitulation de Paris, rentre quelque temps chez lui à Ottenbach (Bavière), vient à Lyon, puis va à Alger en 1871, où il s'engage dans la légion étrangère. Il présente de nouveau des accès de fièvre intermittente. Entre à l'hôpital, en sort peu de temps après. Fait encore quelques jours de service, puis se fait réformer pour son atrophie du bras.

Travaille trois ans comme boucher à Langnau, sur l'Albis (Suisse). En 1872, sans cause connue, crise épileptique, la seule qu'ait eu notre malade.

Histoire actuelle. — Attaqué le 2 août 1874, à neuf heures du soir, comme il rentrait chez lui, il reçoit un coup de couteau au haut de la cuisse droite. Il sent que du sang coule le long de sa cuisse. Dans l'excitation du moment il n'en tient pas compte, et il aide à arrêter un de ses agresseurs. Il perd alors connaissance et l'hémorragie s'arrête aussitôt. Il revient à lui peu de temps après. Un médecin, appelé, fait la constriction du membre avec une bande de toile.

Le blessé passe une nuit assez bonne, et le lendemain à une heure on l'apporte à l'hôpital, après cinq heures de transport en voiture.

C'est un homme grand, vigoureux ; il est pâle et le regard atone.

Les bruits du cœur sont nets. Souffle d'anémie à l'orifice aortique.

Œdème de la cuisse au-dessus du bandage, tumeur vibrant sous la main, et souffle rude à l'auscultation.

Anesthésie au chloroforme. Enroulement de tout le membre avec la bande d'Esmarch, puis application d'un tourniquet à pelote à la racine du membre.

A trois travers de doigts au-dessous du ligament de Poupart, en dehors du milieu de la cuisse, se voit une blessure irrégulière (chose singulière, elle avait été recouverte de toiles d'araignées par le médecin).

Le docteur Rose agrandit la plaie, et pense, vu la direction de la blessure, que les vaisseaux doivent être atteints presque sous le ligament de Poupart.

On supprime alors le tourniquet. Simple compression digitale. On prolonge la blessure en haut. On lie trois veines superficielles.

Quand on soulève légèrement le doigt compresseur, on voit jaillir du sang rouge. On isole l'artère et on la lie au-dessus et au-dessous de sa section, ainsi qu'une collatérale.

Efforts de vomissement, suivis d'une hémorragie veineuse. On lie la veine fémorale blessée aussi.

Lavage de la plaie. Pansement ouaté. Le membre est immobilisé dans une gouttière.

4 août. — Mauvaise nuit, malgré l'usage de la morphine. Température du membre blessé normale.

5. — A une heure et demie du matin, crise épipleptique bien nette. Opisthotonos. Mouvement toniques et cloniques. Morsure de la langue, pupilles dilatées, etc.

Pas d'hémorragie consécutive. Soir. T.: 38°4.

6. — Céphalalgie continue. T.: matin, 38°; soir, 38°8.

7. — Premier pansement. Bon aspect de la plaie; très peu de suppuration. T.: matin, 37°8; soir, 39°2.

8. — Sensation de fourmillement dans les orteils. T.: matin, 38°4; soir, 39°4.

9. — L'engourdissement du pied a disparu. T.: matin, 38°; soir, 38°8.

10. — Deuxième pansement; on enlève deux ligatures. Pas de fièvre.

12. — On enlève la troisième ligature. On voit battre le bout supérieur de l'artère dans la plaie. Frissons. T.: soir, 39°.

13. — Diarrhée. T.: matin, 38°; soir, 38°8.

14. — T.: 40°2. On n'en trouve pas la raison. Rate volumineuse. Régime tonique sans quinine.

16. — Pas de fièvre. Le 17 et le 18, encore 38°6 le soir.

19. — On achève d'enlever les points de suture; la plaie offre une longueur de 0ᵐ07 de long et 0ᵐ01 de large.

20 octobre. — La plaie est cicatrisée. Le blessé va bien ; un peu de raideur dans le membre.

Observation X

(*Résumée*)

(Rose, cité par Bloch, Th. de Zurich, 1881, obs. 24, p. 84)

Blessure accidentelle de l'artère et de la veine fémorales droites. — Ligature des deux. — Délirium tremens. — Mort.

L. R...., vingt-sept ans, boucher. En septembre 1876, dépouillant de la viande, il se blesse au haut de la cuisse droite avec un fort couteau. Hémorragie violente. Le blessé fait vingt pas vers une fontaine et tombe évanoui. L'hémorragie continue, puis est arrêtée par la compression digitale. Le malade revient à lui. Il est pris de vomissements successifs. L'hémorragie, qui s'était arrêtée, reparaît de nouveau comme on veut transporter le blessé sur une voiture.

Le Dr Rose, appelé, arriva dans la soirée.

Le blessé est somnolent. Pouls, 120.

A quatre travers de doigts au-dessous du ligament de Poupart, juste sur le muscle de Sertorius, blessure longitudinale de 3 cent. 1/2 de long, béante, mais obstruée par un caillot.

Compression digitale. Anesthésie au chloroforme.

Agrandissement de la plaie de 3 centimètres. Lavage de la plaie. Recherche des vaisseaux blessés. La ligature de la fémorale superficielle n'enraie pas l'hémorragie ; on enlève cette ligature.

Écoulement continu de sang veineux. Prolongation de l'incision en haut jusqu'auprès du doigt compresseur. Le pouls radial faiblit.

On lie l'artère sous le ligament de Poupart, ainsi que quelques petits vaisseaux secondaires.

L'hémorragie continue; on lie la fémorale profonde.

On va alors à la recherche des veines qui donnent toujours du sang.

On arrive après beaucoup de difficultés à isoler deux veines importantes sectionnées ; on les lie.

Lavage de la plaie. Pansement compressif. Transport du blessé à l'hôpital.

La première nuit seulement, douleurs violentes et engourdissement de la jambe.

3 octobre.— On change le pansement. Lavage de la plaie.

Le pied est chaud; on sent battre la tibiale postérieure. Pouls toujours faible, à 110.

4. — Dans la nuit, délirium tremens. Agitation. Insomnie. Délire. Morphine et alcool à haute dose.

Jusqu'au 10, même état; le blessé veut se lever.

10. — Pour la première fois pas de fièvre le matin. Pouls, 98. Délire plus calme. Le soir: T., 38°.

Les jours suivants, plus de délire, sommeil bon, continu. On achève d'enlever les points de suture. La blessure a 19 centimètres de longueur.

16. — Commencement d'escarre sacrée qui reste d'ailleurs insignifiante.

20. — On supprime la gouttière.

30. — On enlève les ligatures de l'artère fémorale.

20 novembre. — La plaie est fermée. La cicatrice a 14 cent. de long.

La jambe est un peu atrophiée, très faible. On sent battre l'artère poplitée.

Le blessé se lève, mais l'impotence du membre est presque absolue.

Malgré cela, dit M. Rose, « je me réjouis de ce résultat quand je me rappelle les grosses difficultés qu'a présentées l'opération et le milieu dans lequel j'ai dû opérer.»

Observation XI

(*Résumée*)

(VERNEUIL, Th. de Danson. Paris, 1885-1886, n° 135)

Verneuil, enlevant des ganglions carcinomateux, lia l'artère après la veine ; mais l'opérée mourut à la fin de l'opération — ce qui ne nous donne aucun résultat. — Verneuil nous dit seulement qu'il n'agit ainsi que lorsqu'il y est forcé ; il n'est donc pas aussi tranquille que les opérateurs précédents sur les suites d'une intervention aussi absolue sur la circulation crurale.

Édouard Martin (de Genève) résume une opération faite par Nélaton dans un cas d'anévrisme artério-veineux :

Observation XII

(*Résumée*)

(NÉLATON, *Bull. et mém. de la Soc. de chir. de Paris*, 1883)

Anévrisme artério-veineux de la cuisse droite consécutif à un coup de feu reçu pendant la guerre de 1870. Le frémissement et l'expansion apparurent peu de jours après la blessure, et, au bout d'un mois et demi, la tumeur avait fait de tels progrès, malgré la compression, que l'opération est décidée. Elle est pratiquée par MM. Nélaton, Denonvilliers et Raymond.

On fait sur le trajet de l'artère fémorale une incision dont l'extrémité supérieure atteint le sommet du triangle de Scarpa. On arrive avec précaution sur le vaisseau qu'on isole. L'artère est liée à deux reprises différentes. Une hémorragie se déclare, provenant du bout inférieur de la veine ; celle-ci est liée.

Le blessé mourut d'hémorragie secondaire plus de treize

jours après l'opération, sans qu'à un seul instant ait apparu du sphacèle.

Étudiant ces anévrismes artério-veineux, Aug. Béraud, Richet, Annandale, Breschet, Roux, Malgaigne, Ollier, se montrent partisans de la double ligature artérielle et veineuse. Certainement, ces chirurgiens songent surtout à guérir l'anévrisme ; mais, s'ils pensaient par ce genre de traitement voir survenir fatalement la gangrène, ils y renonceraient.

Malheureusement pour nous, presque toutes leurs observations de ligatures ont rapport à des anévrismes situés sur d'autres vaisseaux que ceux qui nous occupent, comme l'axillaire par exemple ; et ce n'est que par analogie qu'il nous est possible de croire que pour le membre inférieur le sphacèle serait, aussi, rare.

Breschet aurait pourtant lié sans accident consécutif les vaisseaux fémoraux pour un anévrisme ; mais nous n'avons pu trouver son observation.

Annandale fit cette opération pour un anévrisme artério-veineux de la région poplitée ayant atteint un volume considérable. Dans ce cas la ligature a porté sur le tiers inférieur des vaisseaux, et fut suivie de guérison.

Observation XIII

(Résumée)

(ANNANDALE, *Lancet*, 1878, t. I, p. 568)

P..... R....., âgé de dix ans, se blesse avec des ciseaux dans le creux poplité. Hémorragie abondante. Pansement compressif. Apparition d'une tumeur pulsatile dont le volume va en s'accroissant rapidement. Trois mois après, il entre à l'hôpital où l'on diagnostique « anévrisme de l'artère poplitée », et on décide l'intervention.

29 octobre. — *Opération*. Dissection du sac anévrismal. On lie l'artère et la veine à la partie inférieure de la cuisse, après avoir arrêté la circulation par un lien élastique au-dessus et au-dessous de la région poplitée.

Antisepsie rigoureuse, drainage de la plaie.

30. — Léger œdème de la jambe, mais température normale de celle-ci.

1er novembre. — Disparition de l'œdème.

8. — Plaie presque fermée. Toutes les sutures sont enlevées.

17. — On enlève le drain. Les pulsations n'ont pas reparu dans l'artère tibiale postérieure.

1er décembre. — Le malade se lève, mais le membre est faible. Les mouvements de l'articulation du genou sont conservés.

26. — Il sort guéri de l'hôpital, marchant sans béquille.

Syme, Hunter, pensent, ainsi que Comballat (*Société de chir.*, 1881), que la vitalité du membre inférieur persiste parfaitement après l'occlusion de l'artère fémorale, la veine elle-même étant oblitérée par phlébite ou par une autre cause.

Delbet, dans une thèse faite sous la direction de M. le professeur Trélat, rapporte six cas de ligature des vaisseaux fémoraux superficiels, faite pour traiter des anévrismes artério-veineux. Tous cas terminés sans sphacèle.

De ces six observations, deux ont été rapportées précédemment ; ce sont : celle de Nélaton (obs. XII) et celle de Tillmanns (obs. IV).

Les quatre autres observations se trouvent : 1° dans la thèse (Marburg, 1882) de Rheinold. Nous ne rapportons pas l'observation, qui ne présente que peu d'intérêt, étant rapportée

par cet auteur surtout pour contribuer à établir l'histoire clinique des anévrismes, traités par la ligature, au seul point de
vue des modifications anatomiques des sacs anévrismaux. Les
autres sont de Ed. Von Wahl, Walsham et Czerny.

Observation XIV

(Résumée)

(Ed. Von Wahl, *Saint-Petersbourg med. Woch.*, 1884)

Un garçon de vingt ans reçut une balle de pistolet au tiers
inférieur de la cuisse. Consécutivement à cette blessure, apparut une tumeur pulsatile, ayant tous les signes d'un anévrisme artério-veineux. Il fut traité par la double ligature
des vaisseaux fémoraux.

La guérison fut parfaite sans aucun trouble dans la circulation du membre.

Observation XV

(Walsham, *Lancet*, 31 mars 1888, p. 623)

Un étudiant en médecine, âgé de dix-neuf ans, reçut une
blessure par instrument tranchant à la partie supérieure de la
cuisse gauche. Une hémorragie abondante se produisit. Elle
fut arrêtée par la compression digitale, puis par un lien élastique placé autour de la cuisse, au-dessus de la blessure.

Dans la journée, il se forma un anévrisme artério-veineux.

Trois jours après, la tumeur avait considérablement augmenté de volume. L'artère et la veine étaient blessées dans
le canal de Hunter; c'est dans celui-ci qu'on dut les lier. Les
suites de cette ligature furent bonnes; la guérison arriva rapidement.

Walsham croit pouvoir citer dix cas où l'artère et la veine

furent liées. La gangrène survint quatre ou cinq fois. « En tout cas, dit cet auteur (1), on a exagéré la gravité de ces deux ligatures simultanées au point de vue de la gangrène. Le danger est toujours moindre, d'ailleurs, lorsqu'on agit sur les vaisseaux superficiels. »

Observation XVI

(Czerny, *Berl. klin. Woch.*, 1883, p. 19)

Un tailleur, âgé de vingt et un ans, reçut, le 31 décembre, un coup de fusil, chargé à plomb, dans la partie postéro-externe de la cuisse droite.

Plusieurs grains sortirent après avoir traversé la cuisse, d'autres furent extraits ; un certain nombre restèrent dans la cuisse.

La plaie causée par ce coup de feu fut traitée antiseptiquement et guérit sans incident. Mais une tumeur animée de battements se forma dans cette même région, tumeur qui, après une fatigue exagérée du malade, qui était sorti guéri de sa première blessure, atteint un développement tel que celui-ci entre à l'hôpital le 20 avril 1882.

La jambe droite apparaît cyanosée, surtout pendant la station debout. Pas de circulation dans les vaisseaux superficiels. Motilité et sensibilité normales. Les deux jambes présentent le même volume. De nombreuses cicatrices (une quarantaine) existent sur la jambe droite dans son tiers inférieur.

A ce même niveau, on sent battre une tumeur dont les pulsations correspondent à la systole cardiaque.

Pouls fémoral à l'aine plus fort à droite qu'à gauche. Le pouls des artères tibiale postérieure et pédieuse est très diminué à droite. Bruit de souffle continu le long des vaisseaux

(1) *Lancet*, 1888, p. 623.

fémoraux avec renforcement systolique, surtout marqué au tiers inférieur de la cuisse.

On diagnostique un anévrisme artério-veineux situé au niveau des adducteurs.

On fait l'opération le 17 mai 1882, celle-ci confirma le diagnostic.

Compression digitale de l'artère fémorale ; incision des tissus, couche par couche, sur une longueur de 6 centimètres. On met ainsi à nu les vaisseaux le long des adducteurs. On cherche à isoler l'artère, qui adhère intimement à la veine. Ces deux vaisseaux présentent chacun une dilatation de leur paroi assez marquée. On les lie au moyen du catgut au-dessus et au-dessous de la tumeur, et on résèque la partie située entre les deux ligatures.

L'hémorragie continue ; on applique la bande d'Esmarch, on prolonge l'incision de 12 centimètres en bas. On trouve la veine dilatée, on la lie en ce point ainsi que d'autres petits vaisseaux.

Suture, drainage de la plaie. Pansement de Lister.

Guérison rapide sans suppuration.

Température des premiers soirs varie entre 38° et 39°.

Les pulsations dans la pédieuse reparurent cinquante heures après la ligature.

Dix-neuf jours après, le malade se levait, et sortait guéri le trentième.

Le professeur Grillo (de Naples), bien avant tous ces chirurgiens, traitait déjà les anévrismes artério-veineux par cette méthode et semble s'en être toujours bien trouvé. Il aurait eu ainsi quinze opérés, quinze succès.

Ses observations auraient paru dans l'*American Journal of medical sciences* (avril 1867); nous n'avons pu nous le procurer.

Voici la seule observation que nous ayons de ce chirurgien.

Observation XVII

(GRILLO, *Gazette médicale de Paris*, 1834)

Antonio C..., de Naples, cantinier, âgé de trente-trois ans, avait toujours joui d'une bonne santé, malgré des attaques réitérées de syphilis et l'abus de boissons spiritueuses ; à la suite d'efforts considérables, il commença en mai 1833 à sentir une douleur qui s'étendait de la cuisse droite jusqu'au pied. Peu après, il sentit des battements dans la région poplitée, la jambe se gonfla, une tumeur se développa et acquit le volume d'une grenade ; le mal-être général s'accrut, et enfin le malade entra le 8 juillet à l'hôpital des Incurables, dans le service du professeur Grillo.

On le prépara durant quelques jours par la diète, les potions réfrigérantes, l'application d'eau glacée sur la tumeur, et, le 17 juillet, le professeur procéda à l'opération.

Les téguments, le tissu cellulaire et l'aponévrose furent divisés selon le procédé de Scarpa ; le faisceau névro-vasculaire fut isolé sans en ouvrir la gaine ; sous cette gaine on passa une aiguille mousse armée d'un fil et on serra cette ligature sur un petit cylindre, assez fortement pour interrompre la circulation ; les bouts du fil furent ramenés au dehors et on attendit la chute spontanée. Celle-ci eut lieu le vingt-cinquième jour après l'opération.

Le malade sortit parfaitement guéri le 8 septembre.

Observation XVIII

(DEL SOLE, *Gaz. méd. Paris*, 1834)

Cette méthode, nous dit l'auteur qui cite cette observation, fut pratiquée pour la première fois dans le grand hôpital des

Incurables par le professeur Del Sole, qui en incisant la gaine du faisceau nervo-vasculaire, avait eu le malheur de blesser l'artère fémorale ; immédiatement, assisté par les professeurs Penza et Grillo, il passa une aiguille de Goulard sous le faisceau tout entier, y plaça la ligature ; l'hémorragie fut arrêtée et le malade marcha sans accident vers la guérison.

Depuis cette époque, il y a environ vingt ans, le professeur Grillo assure avoir opéré vingt-neuf individus pour des anévrismes, dont quinze, comme nous l'avons déjà dit, par la ligature complète du paquet vasculo-nerveux.

Dans tous les cas, la ligature est tombée du huitième au quinzième jour sans accident, et les malades ont guéri sans jamais présenter du sphacèle.

Observation XIX

(Résumée)

(Deguise, *Bull. de la Soc. de chir. de Paris*, 1886)

Cet auteur rappelle un cas où, tandis qu'on liait l'artère fémorale, on blessa la veine ; il fallut lier cette dernière, il n'y eut d'ailleurs consécutivement aucune trace d'œdème ; le blessé guérit très simplement.

M. Péan, à propos d'un étude qu'il fait sur la forcipressure, nous fournit le cas suivant :

Observation XX

(Péan, *Cliniques chirurgicales*, 1874)

Le 24 décembre 1874, appelé pendant la nuit chez M..., charcutier à Daumont. L'artère et la veine fémorales, ouvertes par un coup de couteau, ont donné lieu à des hémorragies presque foudroyantes, que les docteurs Blanchard et Bazin ont suspendues à l'aide de la compression.

Aidé de ses confrères, M. Péan met à nu la face externe de ces vaisseaux et applique deux pinces hémostatiques, l'une sur l'artère au-dessous de la division, l'autre sur la veine au-dessous de l'autre division, et, voyant que ces pinces ne suffisent pas à enrayer le cours du sang dans ces gros vaisseaux, il applique les deux autres pinces à la fois sur l'artère et sur la veine fémorales, l'une au-dessus, l'autre au-dessous des deux précédentes.

Toutes ces pinces furent retirées du cinquième au sixième jour, sans qu'elles aient gêné la circulation vasculaire.

M. Péan reçut un an plus tard des nouvelles de ce malade, qui, guéri depuis longtemps, ne présente plus qu'un léger œdème de la jambe.

Nous allons enfin rapporter en les résumant un certain nombre d'observations : toutes venant à l'appui des idées exprimées précédemment. Double ligature ; pas de gangrène.

Observation XXI

(Résumée)

(WEBER, cité par TILLMANNS, *Berlin klin. Woch.*, 1881)

Weber a réséqué l'artère et la veine fémorales sur une longueur de 3 pouces, sans que la gangrène apparût.

Malheureusement pour nous, il ne précise pas le point où fut faite la section des vaisseaux.

Observation XXII

(Résumée)

(Pilcher, *New-York med. Journ.*, 29 novembre 1884, p. 617)

Homme de trente-quatre ans, boucher; le soir du 17 mai 1884, accidentellement se blessa, avec un couteau, dans la partie supérieure de la cuisse droite, un peu au-dessous du ligament de Poupart. Hémorragie abondante. Compression manuelle jusqu'à l'arrivée du Dr Pilcher.

La plaie aseptisée est agrandie; on découvre dans le triangle de Scarpa les vaisseaux blessés. On en fait la ligature au catgut, ainsi que celle de quelques autres petits vaisseaux. Suture de la plaie. Pansement antiseptique. Suppuration au troisième jour; drainage de la plaie.

Au bout de huit jours, le malade entre en convalescence. La guérison est pourtant retardée par l'inflammation causée par un des fils de catgut.

2 juillet. — Le blessé peut reprendre son service.

Pas de troubles de la circulation dans le membre. Un peu de faiblesse dans les premiers jours. Œdème passager.

Six mois après, le malade ne se ressentait plus de rien.

Observation XXIII

(Résumée)

(Dolbeau, *Société anatomique*, novembre 1859, p. 297)

Faisant l'ablation d'une tumeur de la région inguinale gauche, Dolbeau dut lier les deux vaisseaux fémoraux. Le sujet mourut six jours après, sans qu'on pût déterminer la cause de la mort. Pas de gangrène.

A l'autopsie, les vaisseaux fémoraux furent trouvés parfai-

tement oblitérés, et pourtant avant la mort les artères poplitée et pédieuse battaient parfaitement, indiquant ainsi le
rétablissement de la circulation par les artères collatérales.

Dans la *Lancet* du 21 novembre 1873, nous trouvons indi-
qué un cas à peu près semblable.

L'opéré mourut, trois semaines après l'intervention, d'éry-
sipèle. La plaie était presque cicatrisée, et le membre parfaitement nourri.

Observation XXIV

(*Résumée*)

(Morton, *Pensylvania Hosp. Reports*, 1868, t. I, p. 192)

Un garçon âgé de vingt et un ans se blessa au tiers supérieur de la cuisse avec un couteau.

Les vaisseaux (artère et veine fémorales superficielles)
étaient blessées, on dut les lier.

Le malade guérit sans incident aucun.

Observation XXV

(*Résumée*)

(Heine, *Weil. Prag. med. Woch.*, mars 1880)

Vingt-quatre ans. Blessure de l'artère fémorale pendant
l'extraction d'un séquestre osseux. Ligature de ce vaisseau
au tiers inférieur.

Sept jours après, hémorragie veineuse, qui entraîne la ligature de la veine au même point. La guérison ne présenta
rien d'anormal.

Terminons en citant quelques observations dans lesquelles
la ligature fut faite au-dessus de l'origine des vaisseaux pro-

fonds, ce qui pourtant, comme dans les autres cas déjà cités, n'entraîna aucun symptôme de mortification.

Observation XXVI

(Résumée)

(Pitt, *Soc. of med. Lond.*, mars 1887)

Abcès iliaque ouvert au bout de trois semaines ; hémorragie. Ligature des deux vaisseaux inguinaux (artère et veine). Guérison.

Observation XXVII

(Résumée)

(Hulke, *Lancet,* mars 1888, p. 624)

Ulcération cancéreuse des ganglions au niveau de l'aine. Ligature des vaisseaux iliaques externes (artère et veine) ; pas d'accidents consécutifs. Résultat bon.

Observation XXVIII

(Résumée)

(Volkmann, cité par Hirsch. — Th. de Halle, 1875, p. 20)

Lympho-sarcome de l'aine. Le malade fut opéré ; cinq jours après l'ablation de la tumeur, une hémorragie se produisit ; on dut lier les vaisseaux inguinaux et fémoraux profonds (artère et veine). Malgré cette grave intervention, aucun trouble de circulation ne se montra dans le membre, ni trace de sphacèle, du moins pendant les huit jours que vécut encore le malade. Il se produisit en effet alors une hémorragie secondaire grave qui emporta l'opéré.

Observation XXIX

(Résumée)

(DOUALD MACLÉAN, *Med. Record New-York*, 1882, t. XXI, p. 32)

Quarante-quatre ans, tumeur de l'aine, résection des vaisseaux depuis le ligament de Poupart jusqu'au canal de Hunter. Guérison presque achevée un mois après, sans apparence de gangrène.

Une pneumonie emporta plus tard l'opéré.

Observation XXX

(Résumée)

(VOLKMANN, *Bertrage zur Chir.*, p. 249, obs. 4)

Quarante-six ans. Résection des vaisseaux superficiels sur une étendue de 12 centimètres.

Guérison, mais œdème consécutif et persistant du membre.

Observation XXXI

(Résumée)

(GUNTER, Thèse de WURZBURG, 1882)

Vingt-quatre ans. Blessure accidentelle avec un couteau dans la région de l'aine. Ligature des vaisseaux fémoraux (artère et veine) à leur origine. Guérison.

Pour clore toute cette série d'observations et appréciations identiques, nous rappellerons que Reclus a dit : « La ligature artérielle et veineuse peut être faite sans crainte, la circulation collatérale s'établissant parfaitement et suppléant aux vaisseaux liés, soit artères, soit veines.

Voici donc une longue et fastidieuse énumération de trente ligatures ainsi réparties :

Douze fois ligature des vaisseaux au-dessous des vaisseaux fémoraux profonds.

Quatorze fois ligature au-dessus des vaisseaux fémoraux profonds ; ceux-ci liés aussi en même temps dans plusieurs cas.

Trois fois enfin le lieu de la ligature n'est pas précisé.

Après tous ces cas, sommes-nous satisfait ? Avec Boerhave, Roux, Boyer, Gensoul, Chassaignac, Dupuytren, Langenbeck, Pitha, Lössen, Tillmanns, Rose, Weber, Venturoli, Von OEttingen, qui tous, nous l'avons vu, lient impunément les deux vaisseaux fémoraux (artère et veine) et préconisent même la ligature de l'artère, la circulation veineuse étant interrompue dans le vaisseau correspondant. Avec Grillo enfin et ses 15 cas d'anévrismes guéris par la double ligature, ne sommes-nous pas en droit de dire : c'est parfait ; il n'y a rien à craindre, et chaque fois qu'il le faudra nous lierons les deux vaisseaux sans crainte, le succès est assuré ; la peur de la gangrène est chimérique ?

Eh bien ! non, cette crainte n'est pas chimérique, comme nous le verrons bientôt. Quand nous n'aurions d'ailleurs que notre seule observation, celle-ci suffirait déjà à calmer notre enthousiasme. Mais ce n'est pas la seule, et, comme nous allons le voir au chapitre suivant, elle est accompagnée de trente-deux autres, toutes suivies de gangrène locale, souvent de la mort du sujet.

Tableau des observations du Chapitre Premier

Ligatures des vaisseaux fémoraux au-dessus de l'origine des vaisseaux profonds.				*Ligatures des vaisseaux fémoraux au-dessous de l'origine des vaisseaux profonds.*			
NOMS DES AUTEURS	N° de l'observ.	CAUSE de L'INTERVENTION	Pages	NOMS DES AUTEURS	N° de l'observ.	CAUSE de L'INTERVENTION	Pages
1. Gensoul	2	Bles. de la veine	14	1. Langenbeck	3	Tumeur	15
2. Tillmanns	4	Tumeur	17	2. Tillmanns	5	Coup de couteau	17
3. Sheild	6	Adénite supurée	19	3. Nélaton	12	Coup de feu	25
4. V. OEttingen	7	Tumeur	19	4. Annandale	13	Blessure avec des ciseaux	26
5. V. OEttingen	8	Tumeur	19	5. Ed. V. Wahl	14	Coup de feu	28
6. Rose	9	Coup de couteau	20	6. Walsham	15	Coup de couteau	28
7. Rose	10	Coup de couteau	23	7. Czerny	16	Coup de feu	29
8. Dolbeau	23	Tumeur	34	8. Grillo	17	Anévrisme artério-veineux	31
9. Pitt	26	Abcès	36	9. Péan	20	Coup de couteau	33
10. Hulke	27	Adénite suppurée	36	10. Pilcher	22	Coup de couteau	34
11. Volkmann	28	Tumeur	36	11. Morton	24	Coup de couteau	35
12. D. Macléan	29	Tumeur	37	12. Heine	25	Blessure au cours d'une opération	35
13. Volkmann	30	Coup de couteau	37				
14. Gunter	31	Coup de couteau	37				

Ligatures des vaisseaux en des points indéterminés

NOMS DES AUTEURS	N° de l'observ.	CAUSE DE L'INTERVENTION	Pages
1. Del Sole	18	Blessure des vaisseaux	31
2. Deguise	19	Id.	32
3. Weber	21	Id.	33

CHAPITRE II

—

La gangrène à la suite de la ligature simultanée des vaisseaux fémoraux (artère et veine) n'est pas un accident rare. Certains chirurgiens ne sont donc pas blâmables de la craindre, et de vouloir en principe amputer le membre.

Comme dans le chapitre précédent, avant de rapporter toutes nos observations, ou tout en les citant, nous exposerons les opinions des chirurgiens formant le camp des « pessimistes.»

Guthrie, après plusieurs cas de gangrène, dont nous n'avons pu trouver malheureusement les observations, pense que la blessure simultanée de l'artère et de la veine fémorales, non seulement sous l'arcade, mais jusqu'au bas de la cuisse, a pour conséquence la gangrène du membre. Aussi, ce chirugien met-il en pratique un traitement qu'il considère comme nécessaire : l'amputation du membre. C'est pour lui le seul remède à la section des vaisseaux cruraux, la ligature ne faisant que retarder l'amputation.

Stromeyer et Pirogoff partagent absolument cette manière de voir.

Verneuil avec Sappey, Richet, Nicaise, Kirmisson, s'effraient aussi des idées de Gensoul et Langenbeck, et sont loin d'être aussi rassurés que ceux-ci. Ils pensent que, si la gangrène peut suivre la ligature de la veine fémorale seule, elle apparaîtra encore bien plus sûrement après la ligature de l'artère, consécutivement à celle de la veine.

Follin et Duplay disent « que la ligature simultanée de

l'artère et de la veine contre les plaies de la veine seule est illogique, dangereuse, condamnable. »

Parler ainsi, c'est reconnaître la gravité d'une intervention radicale sur la double circulation du membre inférieur.

Lössen, après avoir été partisan de la double ligature, revient plus tard sur son opinion et n'agit dès lors ainsi, que forcé par les circonstances. Dans un cas, en effet, il perdit son malade de gangrène ; mais nous devons ajouter qu'il y avait sans doute de l'infection. Celle-ci a pu être la cause de la gangrène et de la mort.

Observation XXXII

(Lössen, rapporté par Maubrac, *Arch. gén. de méd.*, 1889)

Le 14 octobre 1879, à neuf heures du soir, dans une rixe, Steph. Uttenveiler reçut quatre coups de couteau, dont un atteignit la cuisse au tiers supérieur, et un autre à la limite du tiers moyen et inférieur. De la blessure la plus basse, jaillit un flot de sang rouge ; l'hémorragie s'étant arrêtée aussitôt après, on mit de la glace sur la blessure, puis on enveloppa de bandes humides le membre blessé.

Les jours suivants, la fièvre se déclara : 39°, 39°6, et le 24 octobre hémorragie de la blessure supérieure qui fut visitée et élargie. On supposa une blessure de la veine fémorale, on appliqua un tourniquet, et la blessure fut cousue.

Lorsque je visitai le patient, le 25 octobre, dix jours après l'accident, il avait de la fièvre (39°6) ; malgré cela, langue humide, pas de signes de septicémie.

Après que la bande d'Esmarch fut bien appliquée au haut du pli de l'aine, j'ouvris la suture et tombai dans la profondeur du triangle de Scarpa sur la blessure supérieure ; en voulant enlever un gros caillot, jaillit un formidable flot de sang foncé.

J'enfonçai l'index dans la plaie, comprimai et élargis avec l'autre main la blessure par en haut ; pendant qu'on écartait fortement les lèvres de la plaie et qu'on enlevait le sang épanché, je réussis avec une pince à saisir la veine qui saignait. Un peu au-dessous du point saisi par la pince, environ à la limite du tiers supérieur et du tiers moyen, je vis la veine complètement transpercée. Ces deux blessures, l'antérieure et la postérieure, étaient larges d'un demi-centimètre, transversales et béantes. L'artère couchée à côté était intacte, au moins en cet endroit.

Je me demandai si, en ce cas, il y avait lieu de faire la ligature de l'artère ou d'amputer. Je pensai que l'état général permettait encore d'espérer quelque chose : fièvre ; mais pas de septicémie. Je pratiquai la ligature.

On ne pouvait lier que : 1° la veine seule ; 2° l'artère seule ; 3° les deux vaisseaux.

Je conclus à la double ligature des deux vaisseaux ; il y avait encore à présumer que l'artère fémorale était peut-être atteinte au niveau de l'autre blessure qui, dès le début, avait donné beaucoup de sang rouge.

Lavage de la plaie avec une solution à 5 pour 100 d'acide phénique, drainage, pansement de Lister.

Le soir, je quittai le malade pendant qu'il eut un frisson. A une heure du matin, température 40°5, cuisse tuméfiée ; les trois jours suivants, température à 39°.

28 octobre.— Gangrène des lèvres de la blessure et plaque de gangrène superficielle de la largeur de la paume de la main au-dessus de la rotule.

Température de la cuisse, normale.

30. — Gangrène de la cuisse commençante. Elle se développe rapidement, et une hémorragie mortelle emporte le malade le 1er novembre.

Cette gangrène, à début par la plaie, marchant rapidement en tous sens et accompagnée de fièvre, nous fait craindre que nous n'ayions pas affaire seulement à une gangrène par trouble de la circulation, mais bien à de la septicémie.

Passons rapidement sur deux autres cas dans lesquels, comme dans celui de Lössen, des accidents septiques emportèrent les opérés plutôt que la gangrène.

Observation XXXIII

(Résumée)

(Busch, *Arch. f. kl. Chir.*, 1873, vol. XV, p. 481)

Un homme, âgé de vingt-trois ans, reçut un coup de couteau dans la région iliaque. Afin d'arrêter l'hémorragie, on dut lier l'artère iliaque trente jours après, ainsi que la veine crurale. La septicémie apparut rapidement et emporta le malade quatre jours après l'intervention.

Observation XXXIV

(Résumée)

(Billroth, *Beitr. zur Statist. d. Carcinome*, 1878, p. 265)

Ablation de ganglions carcinomateux chez un individu de cinquante et un ans. Une hémorragie s'étant produite treize jours après l'intervention, on dut lier les vaisseaux, artère et veine inguinales. L'opéré mourait quinze jours après de pyohémie.

En 1882, Maas et Bergmann, en Allemagne; Kocker, à Berne, protestent contre la pratique des chirurgiens comme Gensoul et Lengenbeck.

Au Congrès de Moscou (1887), Koretzky vient joindre sa voix à celles des opérateurs que nous venons de nommer.

M. le professeur Reclus pense de même : « Mon avis, nous écrit-il, est depuis longtemps fixé, et, le cas échéant, je ne lierai certainement pas l'artère correspondante à la veine blessée. »

Delbet, avec son maître Trélat, à propos du traitement des anévrismes, pense que, « dans les cas où un anévrisme siègera sur l'artère et la veine fémorales communes, l'intervention deviendra extrêmement grave. La ligature de ces deux vaisseaux expose singulièrement à la gangrène. »

Lefort, à propos d'un cas d'anévrisme artério-veineux traité par M. Polaillon par l'électro-puncture, dit : « Il ne faut pas intervenir dans les anévrismes artério-veineux des grosses artères et des grosses veines. La règle est de ne pas y toucher. Si, cependant, il y avait nécessité absolue, il faudrait faire la ligature de l'artère et de la veine qui entraîne presque nécessairement la gangrène du membre (1). »

Maubrac (2) écrit : « La ligature des vaisseaux profonds augmente de beaucoup la gravité de l'opération......... Il faut tenir compte également de l'âge du patient. L'âge, en effet, entraîne des modifications remarquables dans la circulation : athérome de l'artère, perte de l'élasticité, dépôts calcaires transformant le système artériel en canaux rigides inextensibles et de calibre réduit, conditions défavorables à l'établisblissement d'une circulation collatérale. Du côté des veines, on observe : perte de l'élasticité, dilatation, insuffisance des valvules.

» C'est donc un ensemble de lésions dont le résultat est d'offrir au membre un sang artériel en minime quantité, soumis à la seule action du cœur ; et, pour la circulation de retour, des canaux larges, inertes, dans lesquels le sang coule par la seule *vis a tergo.*

(1) *Bull. Soc. de chir.*, 1886.
(2) *Archives générales de médecine*, 1889.

» La ligature simultanée des deux vaisseaux fémoraux chez un athéromateux (et l'on sait combien sont fréquentes les causes morbides qui entraînent cet état des vaisseaux) exposera à de fâcheuses conséquences en dehors des autres conditions déjà énoncées. »

Maubrac n'admet pas les idées de Gensoul ; il croit au contraire que, dans le cas où il y a plaie de la veine fémorale avec hémorragie et qu'on fait la ligature de l'artère homonyme, « l'écoulement du sang cesse, mais en même temps se développe la gangrène. » L'artère aussi bien et même mieux que la veine est coupable.

Ce chirurgien ne doute pas « que la ligature simultanée des vaisseaux de la cuisse n'entraîne un trouble circulatoire considérable. Si les vaisseaux profonds ont été laissés intacts, on pourra plus souvent peut-être espérer la guérison : la circulation se rétablira, et, grâce au libre accès du sang dans l'artère superficielle arrivant par l'artère fémorale profonde, la vitalité du membre pourra être sauvegardée. Mais, lorsqu'on aura lié en outre les vaisseaux profonds, il faudra s'attendre à voir apparaître la gangrène, et avec une fréquence trop constante la mort du malade.

» Éviter une opération que l'on sait devoir entraîner de tels désordres vasculaires ; l'opération commencée, la laisser inachevée, surtout si le sujet est affaibli ou âgé, si le système artériel est trop athéromateux pour en faire espérer une dilatation rapide et suffisante ; si les vaisseaux pourtant doivent être absolument liés, le faire, mais surveiller le blessé et se tenir prêt, à la première apparition de sphacèle, à pratiquer une amputation hâtive, car il ne faut pas oublier que souvent le sphacèle prend une allure rapide, envahissante, et que amputer vite et loin, pour lui couper la route, sera le seul moyen de fournir au patient quelques chances de salut. »

Comme nous le voyons, Maubrac étudie parfaitement la
question, et s'il n'est pas interventionniste d'emblée, si comme
Guthrie, Stromeyer et Pirogoff, il ne préconise pas l'amputation immédiate, il laisse prévoir que trop souvent, hélas! elle
sera la vraie, la seule, la dernière ressource du chirurgien.
Puisse celui-ci ne pas avoir à regretter d'avoir retardé trop
longuement cette intervention! Mais Maubrac a raison de
faire venir en ligne de compte l'état général du sujet, nous
sommes parfaitement de son avis. Nous ajouterons encore un
mot, nous dirons que le pronostic variera non seulement avec
l'âge du malade, mais avec l'état de son cœur, cet organe
pouvant être insuffisant même chez l'enfant qui, lui, n'est pas
artério-scléreux. Il variera encore avec la cause qui a provoqué
l'interventio n. Le résultat sans doute ne sera pas le même
pour une ligature succédant à une blessure accidentelle des
vaisseaux chez un individu sain, qu'à la suite de l'ablation
d'un néoplasme, l'individu étant alors souvent cachectique.

Il sera meilleur aussi, sans doute, dans le cas d'anévrisme
artério-veineux, car, ainsi que le pense Maubrac dans ces cas,
une circulation collatérale s'est déjà formée pendant le développement de l'anévrisme. Il considère même la formation de
cette tumeur comme la meilleure guérison des blessures des
vaisseaux (artère et veine).

Voici ce qu'il dit (1):

« Quant aux plaies qui intéressent à la fois les deux vaisseaux, c'est encore à la compression qu'on devra avoir re-
cours et avant tout autre intervention; et si la plaie est étroite,
les lésions vasculaires pas trop considérables, souvent on ob-
tiendra de bons résultats. La transformation en anévrisme
artério-veineux est la plus heureuse évolution de ces blessu-

(1) *Archives générales de médecine*, 1889, p. 170.

res ; en effet, la fréquence de la gangrène immédiate est de beaucoup diminuée, et plus tard la circulation collatérale s'étant établie, la cure, même par la ligature simultanée des vaisseaux avec extirpation du sac, est plus bénigne que la ligature immédiate; ce sera seulement la main forcée qu'on se décidera à intervenir. »

L'hémorragie, enfin, plus ou moins abondante qui a pu précéder ou accompagner l'intervention est un facteur qu'on ne doit pas négliger, la tension artérielle et par suite l'énergie cardiaque étant fort diminuée.

Disons d'ores et déjà, quoique nous y reviendrons dans nos conclusions, que, sauf dans le cas de gangrène septique, nous ne pensons pas être de l'avis de Maubrac, amputer vite et haut.

M. le professeur Lejars (de Paris) a bien voulu nous donner ses idées sur cette question, ainsi que deux observations suivies de gangrène. « Il paraît certain, nous écrit-il, par la clinique et l'expérience, que l'oblitération simultanée de l'artère et de la veine fémorales est une *éventualité grave assez souvent suivie de gangrène;* alors que, au contraire, la ligature isolée de l'artère ou de la veine n'est que très rarement (dans un milieu aseptique) la cause d'accidents analogues. »

Pour son observation, M. Lejars nous avertit que son opéré avait été traîné dans la poussière de la rue et qu'il devait être infecté quand il entrait, deux heures après l'accident, à l'hôpital ; or « pour certains agents microbiens, qu'on trouve particulièrement dans la poussière des rues, la désinfection la plus complète est toujours « courte par quelque endroit ».

» Il y a, je pense, à faire une part à l'infection dans la pathogénie de ces gangrènes vasculaires, bien qu'on les voie accusées en dehors de ces conditions d'aggravation locale. »

Cependant, dans le cas du docteur Lejars, la gangrène ne semble pas avoir été septique.

4

Observation XXXV

(M. Lejars)

Plaie par écrasement de la cuisse gauche ; rupture de l'artère et de la veine
fémorales. — Hémorragie considérable, anémie aiguë menaçante ; injections
intra-veineuses de sérum (7 litres en sept heures). — Gangrène consécutive
du pied et de la jambe. — Amputation de la cuisse. — Mort subite.

S..., cocher, trente-cinq ans, est apporté à l'hôpital Beau-
jon, le 29 novembre 1895, pâle, exsangue, sans connaissance,
presque mourant.

Deux heures avant, son cheval s'étant emballé dans une des
avenues de Neuilly, il a été renversé de son siège, et les
roues de la voiture ont passé en travers sur la cuisse gauche.
Il en est résulté une longue plaie par écrasement qui siège au
tiers inférieur de la cuisse (face interne), à la hauteur de l'an-
neau de Hunter, et d'où le sang s'est échappé en abondance.
Aucun secours d'urgence n'étant intervenu, l'hémorragie a été
considérable.

A l'entrée du blessé, le premier soin est de le ranimer, après
avoir rapidement placé une bande d'Esmarch sur la cuisse
gauche ; le pouls est à peine sensible à la radiale, la respiration faible, les yeux ternes, la pupille largement dilatée ; une
terminaison fatale paraît imminente. Immédiatement une veine
du pli du coude est découverte et une injection intra-veineuse
d'un litre et demi de sérum artificiel est pratiquée. Le pouls
reprend aussitôt une certaine force, et la respiration devient
meilleure. On s'occupe alors de la plaie de la cuissse, plaie
oblique, déchiquetée, souillée de terre, sans lésions de l'os
sous-jacent. Après l'avoir détergée aussi soigneusement que
possible, on déroule la bande d'Esmarch, le sang jaillit aussitôt; compression aux doigts, puis pincement des vaisseaux
qui donnent ; à cause de la profondeur de la plaie et de la

nécessité de faire vite et d'éviter toute nouvelle perte de sang, les pinces sont laissées à demeure. Tamponnement iodoformé.

L'état général est redevenu assez alarmant. M. Le Damany, interne du service, qui a reçu le malade et a pratiqué l'intervention urgente, fait une seconde injection de sérum intra-veineuse, à cinq heures du soir (1 litre 1/2). Amélioration marquée par une meilleure tension du pouls et une légère coloration de la face. Nouvelle injection intra-veineuse (2 litres), à huit heures du soir. Dernière injection (encore 2 litres) à dix heures du soir. Le blessé a donc reçu dans ses veines, pendant cette journée, 7 litres de sérum artificiel ; après chaque injection, il « remontait » manifestement, mais l'amélioration ne fut définitive qu'après la dernière.

Quand nous le voyons vers onze heures avec M. Le Damany, les extrémités sont chaudes, la face un peu colorée, la respiration très régulière, le pouls bien frappé ; l'anémie hémorragique aiguë est ajournée. Malheureusement les suites de ce grave traumatisme restent menaçantes.

Le lendemain matin, l'état général est très satisfaisant ; notre malade a repris toute sa connaissance, il n'a conservé qu'un très vague souvenir de la veille, et il semble se réveiller d'un long sommeil. Il souffre peu de la cuisse ; mais le pied est blanc, froid, insensible jusqu'à la hauteur des malléoles.

Température 37°.

1er décembre. — Les pinces à demeure sont retirées, peu d'hémorragie. Lavage et tamponnement de la plaie. La zone d'insensibilité et de refroidissement a un peu remonté.

2. — Même état. Teinte livide du mollet ; quelques phlyctènes disséminées sur la moitié inférieure de la jambe. Le malade se refuse à l'amputation qui, par suite du siège et du mauvais aspect de la plaie fémorale, devrait être une amputation haute de la cuisse.

Grands lavages, enveloppement du membre dans des compresses antiseptiques.

La situation locale est devenue plus alarmante le jour suivant : la gangrène a envahi avec le pied les deux tiers inférieurs de la jambe.

Température, 39°. Pouls fréquent et petit. Le malade se refuse toujours à l'intervention indispensable.

Il consent enfin le lendemain matin (4 décembre), trop tard malheureusement. L'amputation sous-trochantérienne est pratiquée rapidement à onze heures du matin : l'opéré se réveille sans incident, et toute la journée se passe dans d'assez bonnes conditions. Le soir, il succombe brusquement en quelques minutes.

Le pied et la jambe, jusqu'à la hauteur du jarret, étaient gangrenés. Au fond de la plaie fémorale, la dissection a permis de reconnaître ce qui suit :

« L'artère (1) est sectionnée transversalement et complètement. Le bout supérieur se trouve à un travers de doigt au-dessous de l'orifice du canal de Hunter.

» Le bout inférieur rétracté est à une douzaine de centimètres plus bas, dans la partie inférieure du creux poplité.

» Les deux extrémités sont obturées par rétraction et recroquevillement de la tunique moyenne. Le bout inférieur est vide, le bout supérieur rempli par un caillot de 4 à 5 centimètres de long que le couteau du chirurgien a laissé intact.

» La veine, dans presque toute l'étendue du creux poplité, est aplatie d'avant en arrière, vide, et ses parois sont accolées l'une à l'autre ; au-dessus et au-dessous de cette portion aplatie elle est pleine de sang noir coagulé.

» La partie vide de la veine présente à peu près au niveau

(1) La note qui suit est due à M. Le Damany, interne des hôpitaux.

de la partie supérieure des condyles une déchirure latérale suffisante pour laisser passer le petit doigt.

» On voit encore la trace des pinces placées le jour où le malade est entré à l'hôpital : l'une avait été placée sur la partie supérieure de la veine poplitée, l'autre sur son extrémité inférieure. C'est entre les deux pinces que la veine s'était vidée.

» D'autres avaient pincé des artères articulaires.

» Aucune n'a été mise sur l'artère poplitée.

» Les nerfs sciatiques poplités sont intacts.

» Les muscles sont broyés, la peau et les aponévroses décollées dans la partie interne de la cuisse. »

Cette observation est fort intéressante, car elle vient confirmer ce que nous disions plus haut : il existe un rapport entre la gangrène et la gravité de l'hémorragie, qui a précédé la ligature des vaisseaux.

Elle est intéressante encore à un autre point de vue, car elle nous apprend combien les injections intra-veineuses de sérum en quantité suffisante peuvent ranimer un blessé.

Quoi qu'il en soit, dans un cas pareil, vu la gravité du traumatisme et l'état du blessé, peut-être eût-on été en droit d'agir comme le veulent Guthrie, Pirogoff, Stromeyer, c'est-à-dire amputer d'emblée. Mais, d'autre part, on est en droit de penser que, si ce cocher eût accepté l'amputation dès le 2 décembre, l'issue fatale ne se serait pas produite.

Observation XXXVI

M. Lejars nous rapporte encore un cas de gangrène traumatique « dont la lésion originelle était moins nette (que dans le cas précédent), mais aussi très certainement vasculaire. Il s'agissait d'un employé de chemin de fer, qui avait reçu un coup de tampon de wagon dans le creux poplité droit et nous arrivait avec un gros épanchement sanguin dans le creux poplité et le mollet sans battements ni souffle. Une dizaine de jours après, le sphacèle du pied était confirmé et remontait sur la jambe, qu'il fallut prestement amputer au tiers supérieur. L'épanchement, bien que volumineux, ne l'était pas assez et n'était pas assez tendu pour être une cause de compression suffisante ; de plus, la tibiale postérieure battait derrière la malléole dans les premiers jours. La pathogénie était donc complexe et restée un peu obscure. »

Voici donc deux cas de traumatisme suivis de gangrène, et, s'il est certain que dans le second l'amputation d'urgence n'était nullement indiquée, du moins nous pouvons de ces deux faits conclure que tous troubles vasculaires d'origine traumatique seront d'un pronostic plus grave que dans les autres cas (blessures par instrument tranchant, anévrismes, etc.).

Enfin, M. Lejars nous pose une question, celle que nous voudrions résoudre, et qu'il considère lui-même comme « épineuse », c'est celle « de l'intervention, de sa date et de ses limites. Faut-il attendre que le sphacèle se circonscrive (et quelles sont ses bornes ordinaires lors d'oblitération simultanée de l'artère et de la veine fémorales), et que le travail d'élimination soit déjà bien avancé ? Faut-il intervenir plus tôt, et, quitte à sacrifier un peu plus du membre, prévenir les décompositions septiques dont le segment sphacélé deviendra le sujet ?... La réponse est difficile à formuler d'une façon générale ; pour un peu, je pencherais pour la seconde alternative. »

Ainsi, M. Lejars lui-même, pourtant expert sur ce sujet, n'ose rien affirmer ; et sa décision variera certainement avec les circonstances et la gravité de l'accident. Nous n'oublierons certes pas son avis dans nos conclusions (1).

Comme nous l'indique encore M. Lejars, « Niebergals (2) donne 24 cas de ligature simultanée de l'artère et de la veine fémorales, qui se décomposent comme suit :

24 cas, 14 fois gangrène (58,3 pour 100). Ces cas sont répartis de la manière suivante :

16 fois lors d'opération de tumeur, 10 fois gangrène (62,3 pour 100). 8 fois lors de traumatisme, 4 fois gangrène (50 pour 100).

De là, ce chirurgien conclut que la gangrène se voit, au moins dans la moitié des cas, après l'oblitération simultanée de l'artère et de la veine. »

« Au contraire, sur 35 cas de ligature isolée de la veine fémorale au ligament de Poupart, il trouve : 25 plaies au cours d'ablation de tumeur, pas de gangrène ; 10 plaies accidentelles, un seul cas de gangrène, remontant à la période préaseptique, comme disent les Allemands. Il ajoute un fait de la clinique de Czerny (Heidelberg), publié par Jordan, de ligature double de la veine fémorale avec résection d'un segment intermédiaire de 3 centimètres sans gangrène. »

Voici donc encore confirmées les idées de M. Reclus (3), contre celles de Gensoul, Langenbeck, Chassaignac, Dupuytren, etc.

Nous voici loin de notre assurance passée, car si Guthrie, Stromeyer, Pirogoff nous effraient beaucoup en disant : il faut amputer, c'est notre seule ressource, MM. Maas, Bergmann, Kocher, Lössen, Reclus, Lejars et enfin Maubrac, ne nous

(1) La discussion de cette intervention à telle ou telle date est traitée dans la thèse de M. Francopoulo, élève de M. Lejars. Nous n'avons pu nous la procurer. Gangrène par congélation des deux pieds (Paris, 1896).

(2) *Deutsch. Zeit. f. Chir.*, n° 37, p. 268.

(3) Voir p. 44.

rassurent pas énormément, puisqu'ils disent : « Lions, mais soyons prêts à amputer, la gangrène est bien souvent et bien vite là. »

Et nous, que dirons-nous? Ferons-nous comme Guthrie, Pirogoff? Ferons-nous comme Maubrac?

Avant de nous prononcer, attendons et voyons encore quelques faits.

Nous allons d'abord rapporter, en les résumant, les observations dans lesquelles la ligature a porté sur les vaisseaux inguinaux et fémoraux profonds. Ces cas s'éloignent du nôtre, mais ils ont leur valeur, car ils doivent être placés à côté des faits semblables, suivis de guérison, comme nous l'avons vu dans notre premier chapitre. Or, ne pas les indiquer, serait laisser croire, vu les quatorze observations précédentes, que le succès est toujours assuré dans ces cas.

Nous transcrirons ensuite toutes les observations qui se rapprochent de celle de M. Estor, c'est-à-dire celles où les ligatures ont porté au-dessous de l'origine des vaisseaux profonds.

LIGATURES AU-DESSUS DE LA FÉMORALE PROFONDE

Observation XXXVII

(Résumée)

(KUSTER, in BRAUN, Arch. f. kl. Chir., 1883, vol. XXVIII, p. 267)

On opère un lympho-sarcome de l'aine. La veine est blessée; on oppose latéralement successivement trois pinces. L'hémorragie s'arrête, mais elle reparaît le lendemain. On fait la ligature de la fémorale. Mort avec gangrène du membre.

Observation XXXVIII

(Résumée)

(V. Poor, *in* Maubrac, *Arch. gén. de méd.*, 1889)·

Bubon suppuré ayant entraîné une hémorragie. Ligature des deux vaisseaux inguinaux (artère et veine). Gangrène. Mort.

Observation XXXIX

(Résumée)

(Heinecke, *in* Rabe, *Deut. Zeit. f. Chir.*, 1878, vol. V, p. 258)

Carcinome des ganglions de l'aine. Ablation de la tumeur. Ligature des vaisseaux. Gangrène au sixième jour. Mort au neuvième jour.

Observation XL

(Résumée)

(Volkmann, *in* Hirsch, Th. de Halles, 1875, p. 10)

Carcinome des ganglions de l'aine. Ablation des ganglions. Ligature des vaisseaux. Taches de gangrène. Mort au troisième jour.

Observation XLI

(Résumée)

(Gussenbauer, *Kl. Weil. Prag. med. Woch.*, 1880, n° 13)

Tumeur de l'aine chez un individu de quarante-deux ans. Intervention opératoire. Ligature des vaisseaux. Gangrène. Mort au cinquième jour.

Observation XLII
(Résumée)

(WESINGER, *in* BRAUN, *Arch. f. kl. Chir.*, 1882, t. XXVIII, p. 633)

Carcinome secondaire de l'aine chez une personne de trente-sept ans. Ablation du néoplasme, ligature des vaisseaux. Gangrène de la jambe. Amputation.

Observation XLIII
(Résumée)

(DAVY, *Lancet*, 1885, p. 1138)

Trente-huit ans. Lympho-sarcome de l'aine. Résection des vaisseaux depuis le ligament de Poupart jusqu'au canal de Hunter. Gangrène au douzième jour. Amputation. Mort de tétanos.

Observation XLIV
(Résumée)

(CZERNY, *in* REGNAULT, *Arch. f. kl. Chir.*, 1887, vol. LIII, p. 72)

Soixante-dix ans. Sarcome. Ablation. Ligature des vaisseaux et résection jusqu'au canal de Hunter. La veine était thrombosée. Gangrène de la plante du pied. Guérison par élimination.

Observation XLV
(Résumée)

(BUSCH, *Deut. Geselsch. klin. Chir.*, 1881, X⁰ Congrès, p. 122)

Blessure des vaisseaux fémoraux à leur origine par un coup de tranchet, chez un garçon de vingt-cinq ans. On fait la ligature des vaisseaux, et la gangrène apparaît peu de jours après. Le sphacèle se limite de lui-même, on ampute au-dessus. Guérison.

Observation XLVI

(Résumée)

(MAC CLELLAN, *Principles and patrice of surgery*, p. 227)

Énorme plaie de l'aine. Gangrène. Amputation. Guéri-son.

Observation XLVII

(Résumée)

(GUTHRIE, *Disease and injuries of arteries*, p. 242)

Une balle passe entre l'artère et la veine fémorales, les oblitère par un caillot et une phlébite adhésive. Seize jours après, gangrène du membre.

Observation XLVIII

(Résumée)

(KRASKE, *Centralbl. f. Chir.*, 1880, n° 43, p. 689)

Vingt et un ans. Balle de pistolet dans l'aine. Ligature des vaisseaux inguinaux et fémoraux superficiels.
Gangrène. Mort.

Observation XLIX

(Résumée)

(KRONLEIN, *Corresp. Blatt. f. schaw. Aerz*, vol. XII, n° 14, p. 474)

Un individu fut blessé à la cuisse par un instrument tran-chant. On dut pratiquer la ligature de l'artère fémorale à son origine ainsi que celle des vaisseaux fémoraux profonds. La gangrène, mais une gangrène humide, apparut, dans le membre. L'amputation fut spontanée et le blessé guérit ainsi.

Telle est la série de quinze observations suivies de gangrène, et nous avons eu quatorze cas de guérison dans des circonstances semblables (1). Cela ne doit pas nous étonner, puisque la ligature porte dans tous ces cas sur l'origine même des vaisseaux de la cuisse. Il semblerait même que le nombre de cas de gangrène eût dû être plus fréquents pour cette même raison. Passons et voyons lorsque la ligature est posée au-dessous de la naissance des vaisseaux profonds ce qu'il arrive : la gangrène bien souvent.

Nous rapporterons tout au long les observations les plus intéressantes, résumant les autres et celles dont nous n'avons pu nous procurer le texte en entier.

Observation L

(Baum, *Berl. kl. Woch.*, 1883, p. 659)

Le nommé H..., âgé de treize ans, travaillait à façonner un sabot, lorsque le couteau glissa et vint le blesser à la cuisse droite. Hémorragie abondante.

La compression digitale est faite en attendant l'arrivée du médecin. Celui-ci applique la bande d'Esmarch, agrandit la plaie sur une longueur d'un centimètre et demi. Les lèvres de la blessure sont nettes.

Celle-ci est située à la partie moyenne de la cuisse, à égale distance du ligament de Poupart et de la rotule.

On désinfecte la plaie soigneusement, et on pratique une autre incision perpendiculaire à la direction de la blessure.

Les vaisseaux sont ainsi aisément mis à nu. On aperçoit

(1) Chapitre premier.

tout d'abord la veine obstruée par un caillot. En enlevant ce
dernier on produit une hémorragie légère. On lie rapidement
les vaisseaux au-dessous du point lésé et on les résèque entre
les deux ligatures.

On procède alors à la recherche de l'artère qui donne beau
coup de sang. On la lie ; l'hémorragie est arrêtée.

Lavage, suture, pansement antiseptique.

La température, le lendemain de l'opération, fut normale.

Le soir, ainsi que les jours suivants, jusqu'au 9 juillet, elle
atteignit 38°5, puis retomba régulièrement, pour être de nou·
veau normale le 14 juillet.

Le premier jour, l'opéré se plaignit d'une douleur légère le
long de la jambe. L'appétit est bon, la langue humide.

Le deuxième jour, on s'aperçoit d'une certaine décoloration
des orteils; la sensibilité a disparu dans le gros orteil. Ces
phénomènes, qui faisaient craindre un début de gangrène,
disparaissent vers le cinquième jour. Mais alors apparaît une
ulcération et une légère gangrène du cinquième orteil. Les
parties avoisinant la plaie se sphacèlent aussi. Mais, heureu-
sement, tous ces phénomènes s'amendent du 10 au 14 juillet.

Le 2 août, la cicatrisation était complète, et le malade com-
mençait à marcher.

Dans ce cas, Baum précise bien que la ligature a été faite
au-dessous de l'origine des vaisseaux profonds ; c'est à ce
fait sans doute que les troubles de nutrition ont dû d'être
modérés, peut-être aussi au jeune âge du sujet.

Observation LI

(Lidell, *Encycl. intern.*, 1884, p. 340. — Otis, *Surgery*, III,
1883, p. 44.)

« Soldat de vingt ans, blessé le 30 novembre 1863: une balle
conique traversa, d'arrière en avant, la cuisse gauche, divi-

sant l'artère et la veine fémorales, et sortant par le triangle de Scarpa.

» Le blessé fut opéré le 9 par le docteur Thomson, à cause de l'augmentation du volume de l'anévrisme artério-veineux qui s'était formé.

» Il mit à nu la tumeur et trouva les vaisseaux coupés juste au-dessous de l'origine de la fémorale profonde. Il lia chacun des bouts de l'artère et de la veine. Le membre se sphacèla, et la mort survint le 13. »

» Je fus appelé, ajoute Lidell, et consulté quelques jours avant l'opération. L'homme était très pâle, son membre était gonflé, œdémateux, assez semblable d'aspect à une *phlegmatià alba dolens*. La tumeur anévrismale était sur le point de s'ouvrir. L'état général était déplorable. L'opération était le seul expédient. La plaie, l'infiltration sanguine et le gonflement inflammatoire de la cuisse rendaient l'établissement d'une circulation collatérale beaucoup plus difficile après l'opération, qui fut faite le neuvième jour, qu'elle n'aurait été si l'opération avait été faite sans délai. »

Dans un cas pareil, comme le dit Lidell, où la circulation collatérale avait peu de chances de s'établir, l'amputation, voire même la désarticulation de la hanche, nous semble parfaitement indiquée ; il est même étonnant que ce ne soit pas à ce moyen que ce soient adressés MM. Thomson et Lidell.

Observation LII

(RECLUS, *in* ORTÉGA. Th. de Paris, 1882, p. 51)

Femme de cinquante-cinq ans, entrée à l'hôpital de la Pitié (service de M. le professeur Verneuil, remplacé par le docteur Reclus).

Tumeur datant de longtemps, ayant augmenté lentement et

graduellement de volume, faisant de plus en plus saillie du côté du triangle de Scarpa, soulevant progressivement la peau.

Tumeur du volume de la tête d'un fœtus à terme, assez lisse et régulière, située au niveau des vaisseaux fémoraux, qu'elle déborde en dedans et en dehors; peau mobile et souple au niveau de la tumeur. Celle-ci est parfaitement mobile sur les parties profondes, à tel point qu'on pourrait croire qu'elle est sus-aponévrotique.

L'exploration de l'artère au-dessus et au-dessous de la tumeur montre que la circulation est intacte à ce niveau; on sent très bien les battements de la fémorale aussi bien au-dessus qu'au-dessous, et aussi bien dans toute la cuisse malade que du côté sain.

Pas d'exploration au sphygmographe.

Opération. — La tumeur est attaquée par le côté externe. A un moment donné, un flot de sang vient inonder les assistants. M. Reclus arrête immédiatement l'hémorragie en mettant un doigt sur l'ouverture du vaisseau et le faisant remplacer par le doigt d'un aide; il lie la fémorale.

La veine fémorale est aussi liée. L'opération est ensuite continuée, et la suite montra que la tumeur était implantée par un pédicule assez mince sur le fémur immédiatement en avant du petit trochanter.

La malade est morte au bout de douze jours, après avoir présenté de la gangrène et des phénomènes de septicémie.

Nous rapportons ici cette observation quoiqu'elle sorte un peu de notre cadre. D'abord, il y a eu septicémie, mais Reclus semble distinguer la gangrène de celle-ci; il est donc probable que ces deux phénomènes étaient indépendants. Enfin, la ligature a peut-être porté au-dessus de l'origine de la fémorale profonde.

Malgré cela, cette observation est intéressante ; il y a eu gangrène et mort.

Observation LIII

(Lucas, *Brit. med. Journ.*, 28 janvier 1883, p. 106)

Le nommé X....., matelot, cinquante ans, entre à l'hôpital le 10 octobre 1882.

Il s'était blessé avec un fort couteau à la partie moyenne de la cuisse.

L'hémorragie abondante fut arrêtée par un lien placé autour de la cuisse.

Le blessé est endormi au chloroforme. Antisepsie de la plaie. Celle-ci était profonde et atteignait l'os. On applique un tourniquet au-dessus de la blessure. Lucas agrandit alors la plaie sur une longueur de 4 à 5 pouces.

On voit alors que le muscle de Sertorius, l'artère et la veine fémorales étaient lésés. On saisit les bouts de l'artère dont on fait la torsion. Les deux bouts de la veine sont liés au catgut.

On fait six injections sous-cutanées d'alcool, pour ranimer l'opéré dont le pouls est faible. Sutures au fil métallique. Pansement antiseptique.

11. — P., 132. T.: 99°8 Farenheit, soit 37°6 cent.

La nuit a été mauvaise, agitée. Légère hémorragie dans le pansement.

12. — T.: matin, 99°8 = 37°6 cent.; soir, 101°4 = 38°5 cent.

L'état du blessé est toujours le même. Il est agité. On lui fait le soir une injection de morphine.

On constate que le pied est froid.

13. — La nuit, grâce à la morphine, a été assez bonne. Le blessé se sent mieux.

Les malléoles se réchauffent, mais la sensibilité du gros orteil est disparue.

T.: matin, 100°6 = 38°1 cent.; soir, 99°6 = 37°5 cent.

14.— Le blessé se sent mieux ; la chaleur semble reparaître dans le pied.

T.: matin, 99°8 = 37°6 cent.; soir, 101°6 = 38°6 cent.

15. — Apparition d'un œdème rouge douloureux au-dessus du genou, limité à ce niveau.

Les orteils sont cyanosés, le pied froid, surtout à la région dorsale, avec taches rouges.

Langue rouge et sèche.

T.: matin, 102°1 = 37°9 cent.; soir, 102° = 38°8 cent.

16. — Le malade a mal dormi ; mais, néanmoins, la plaie paraît en bonne voie de réparation.

T.: matin, 102°4 = 38°1 cent.; soir, 104°2 = 40°1 cent.

17. — Orteils cyanosés. L'œdème persiste. Le blessé se sent fatigué.

T.: matin, 102°4 = 39°1 cent. ; soir, 104°8 = 40°4 cent.

18. — Pied très œdématié, douloureux, froid. Orteils bleutés, cyanosés ; température 102° = 38°8 cent.

19. — Œdème considérable du pied. Teinte noire et gangrène de la région dorsale.

La gangrène fait des progrès les jours suivants. Lucas se hâte de faire l'amputation de la cuisse au niveau de la plaie.

Le 15 décembre, la plaie opératoire est cicatrisée, et le blessé sort de l'hôpital.

Observation LIV

(Rose, Thèse de Bloch, Zurich, 1881, p. 56)

K... Conrad, vingt-deux ans, boucher à Zurich, était occupé le 19 mars 1872 à couper de la viande avec un fort couteau très acéré et pointu. Dans un mouvement violent, il glissa et se blessa au haut de la cuisse. Aussitôt il sentit qu'il perdait du sang ; rapidement il déchira son pantalon avec une rare présence d'esprit et appuya sa main sur la blessure qu'il estime avoir à peu près un pouce de profondeur.

Pendant ce court intervalle de temps, il affirme avoir perdu au moins un demi-litre de sang qui sortait en jet au-dessus de la blessure.

Dix minutes après, le médecin appelé appliqua en croix deux fines aiguilles de Karlsbad, et le sang s'arrêta. Transporté à son domicile, l'hémorragie reparut comme on le déposait sur son lit. On fixa les aiguilles avec un fil à ligature (suture entortillée). L'hémorragie arrêtée de nouveau, on transporte le blessé à l'hôpital sur l'ordre du médecin qui le considère comme dangereusement blessé.

Nous trouvons alors un jeune homme vigoureux, sans maladies antérieures. Le pouls est bon, les lèvres seulement un peu pâles.

A la cuisse droite, blessure perforante, oblique, longue d'un pouce, fermée par deux aiguilles de Karlsbad en croix. Tumeur molle, grosse comme un œuf de pigeon, non pulsatile. On sent battre l'artère fémorale jusque près de la plaie. En dessous de celle-ci, on ne la sent plus et pas avec certitude au tibia. Pas d'insensibilité de la jambe. Le patient peut remuer les doigts du pied.

Intervention opératoire. Anesthésie au chloroforme (environ deux heures après l'accident) ; nous pensons, en effet, qu'il s'agit d'une blessure des gros vaisseaux. Compression digitale de l'artère sur le pubis.

On supprime la suture entortillée. La plaie s'entr'ouvre. Le doigt pénètre à travers les caillots sanguins dans une plaie profonde au fond de laquelle on sent battre l'artère, dès qu'on cesse la compression sur le pubis ; si on retire le doigt, un flot

de sang artériel jaillit hors de la plaie. On effectue aussitôt
une forte compression sur la branche horizontale du pubis ;
et elle sera ainsi maintenue durant toute la durée de l'opération.

La plaie est agrandie, dans le sens des vaisseaux cruraux,
sur une longueur de trois doigts. On recherche ces derniers
avec prudence.

En diminuant la compression au-dessus, on voit sortir un
peu de sang par une blessure de 1 centimètre le long de
l'artère.

Si on place le doigt sur ce trou, l'hémorragie s'arrête aussitôt. On est donc en présence d'une lésion de l'artère fémorale. On isole cette dernière au-dessus et au-dessous du point
blessé, et on pose deux ligatures. On supprime ainsi l'hémorragie.

Lavage de la plaie, suppression de tous les caillots. On double les ligatures artérielles. Au moment où l'on va refermer la
plaie, une hémorragie veineuse abondante se produit. Comme
l'artère gêne, on la sectionne entre les ligatures ; on aperçoit
alors la veine fémorale blessée. On la lie de suite, ainsi qu'une
collatérale. Dès lors, arrêt complet de toute l'hémorragie. On
voit battre le bout supérieur de l'artère, ainsi que l'artère
fémorale profonde, non comprise dans la ligature, et située
environ 15 millimètres au-dessus du fil.

Pansement humide, immobilisation du membre dans une
gouttière métallique. L'opéré paraît fort anémié.

Repos absolu. Régime liquide, chlorhydrate de morphine, un
quart de gramme. Acide phosphorique.

Température : soir, 38°2.

20 mars. — La nuit a été calme. T. : matin, 38°4 ; soir, 39°.
Pas de frissons, pas de vomissements. Pansement légèrement
souillé de sang. Le blessé se trouve bien ; il se plaint seulement d'une sensation de brûlure dans le talon.

22. — Douleur vive dans le talon. État général moins bon. Le blessé est inquiet, agité; il prononce des paroles sans suite. Température 39° à 39°4. Pas de frissons. Le soir, injection de morphine. T.: soir, 40°6.

23. — Nuit mauvaise, agitée, délire. Pas de frissons. Température le matin, 40°4. Le malade parle nettement, et répond aux questions. Changement de pansement. Attouchement de la plaie au nitrate d'argent.

24. — Frissons, fièvre. Température, 41°. Délire. Température, 40°6. Pouls, 120.

25. — Température, 39°. Pas de frissons. Paroles à demi-voix. Nouveau pansement. Les doigts du pied apparaissent livides. Pas de suppuration de la plaie, ni de dépôts diphtériques, ni de sang.

La cuisse apparaît dans sa partie inférieure absolument violette et froide. Perte de la motilité et de la sensiblilité des orteils. Enveloppement ouaté de tout le membre.

Températures prises entre les doigts de pieds :

5 heures soir, pied droit, 22°6 ; pied gauche, 37°4.

9 heures soir, pied droit, 21°4 ; pied gauche, 37°8.

Délire persistant. Température, 39°8. Pouls, 120. Langue humide, blanchâtre.

26. — Le blessé ne va pas mieux. Respiration oppressée. On change le pansement. Pas de suppuration. La décoloration du bas de la cuisse devient intense. Motilité et sensibilité disparues dans le membre. Les traits du malade s'étirent. Le malade ne reconnaît plus ses parents, il ne parle plus.

Pouls rapide et faible. Température 41°4.

Température entre les doigts de pieds :

2 heures 1/2 matin, pied droit, 20°4; pied gauche, 34°4.

7 heures 1/2 matin, pied droit, 19°6; pied gauche, 36°4.

Mort dans la soirée.

Nous n'avons pu nous empêcher de rapporter presque entièrement cette observation, car elle nous a semblé bien nette et bien précise, les températures parfaitement indiquées. De plus nous pensons bien avoir affaire à une gangrène aseptique, puisque, même à une époque où la suppuration était la règle, nous trouvons noté qu'elle ne s'est pas produite. La gangrène a gagné de bas en haut. Quant au délire et à la fièvre, nous trouvons mis en cause le *délirium tremens* qui, d'après l'auteur de l'observation, aurait été la cause de l'issue fatale.

Observation LV

(Rose, *in* Bloch, Th. de Zurich, 1881, p. 74, obs. 17)

Anévrisme artério-veineux. — Plaie perforante de la cuisse gauche. — Ligature des deux vaisseaux. — Gangrène. — Delirium tremens. — Mort.

W. J., cinquante-trois ans, boucher, est apporté à l'hôpital le 20 juin.

Étant occupé à tuer une chèvre, dans un mouvement violent, il se blesse à la cuisse gauche, de dedans en dehors, avec un couteau long de six pouces. Un jet de sang puissant jaillit aussitôt, coulant jusque sur ses souliers. Un vétérinaire présent comprima rapidement la région de la blessure, pendant qu'on coupait le pantalon. Le médecin appelé appliqua un tourniquet, et, comme de ce fait l'hémorragie se trouva diminuée, on transporta le blessé à l'hôpital.

Celui-ci dit avoir perdu plus d'une mesure (1) de sang ; n'a pas perdu connaissance et n'a pas eu d'incontinence d'urine, ni de matières fécales.

Santé antérieure parfaite. Avoue des habitudes alcooliques :

(1) Un litre.

une à trois mesures (1) de vin par jour et souvent du schnaps en plus.

Etat actuel. — A son entrée, le malade est très pâle, les mains et le nez sont froids, le pouls très faible. En haut de la cuisse gauche est un tourniquet à vis. Environ un pouce et demi en dessous de la partie moyenne de la cuisse on voit une plaie pansée avec du taffetas. Le patient est étendu sur la table d'opération. On remplace le tourniquet par la bande d'Esmarch.

On nettoie la plaie ; un sang noir s'en écoule. Antisepsie de la région ; on rase les poils. Anesthésie au chloroforme.

La jambe est déjà très enflée et légèrement violette. Avec le bistouri boutonné, on agrandit la blessure, qui a un pouce de long et est dirigée obliquement par rapport à l'axe de la cuisse.

La blessure siège en dehors du muscle de Sertorius. Les tissus sont œdématiés, infiltrés de sang ; on sent l'artère au fond de la plaie, toujours inondée de sang noir. On prolonge l'incision, qui atteint alors une longueur de huit pouces. On arrive enfin à apercevoir l'artère, qui est entièrement coupée ; on saisit et on en lie le bout supérieur le premier, puis le bout inférieur.

La veine se trouve elle-même blessée et saigne visiblement ; on la lie au-dessus et au-dessous de la lésion, et on la coupe entre les deux fils.

On lie encore quelques petites artères musculaires et cutanées.

Lavage de la plaie, drainage, pansement compressif à la ouate salicylée.

On ferme la plaie avec une vingtaine de points de suture, puis toute la jambe est immobilisée dans une gouttière.

_____

(1) Un à trois litres.

L'anesthésie a été parfaite. Pas de vomissements.

Le blessé est reporté dans son lit ; il a froid. Pouls faible à 120 pulsations à la minute. Les deux jambes sont froides.

Prescriptions. — Bouteilles d'eau chaude autour des membres, vins stimulants, kirsch, lait chaud.

Le blessé ne sent pas sa jambe. Température du corps, 35°4.

Le soir, l'opéré se sent mieux, il a repris des forces. Il se plaint de douleurs dans le mollet. T.: 36°4. Un vomissement la nuit. Il boit volontiers les stimulants. Injection de morphine.

21 juin. — Le blessé se sent assez bien, mais a peu dormi. Douleur dans le mollet ; orteils absolument insensibles, ainsi que la partie inférieure de la jambe.

On supprime le pansement compressif dans l'espoir de voir réapparaître la circulation et la sensibilité.

La peau est violette et froide sur le pied.

État général assez bon. Pouls encore faible (120 puls.). T.: soir, 38°6.

Le soir, à quatre heures et à dix heures, injections de morphine.

22. — Nuit précédente calme, mais peu de sommeil. Le malade boit beaucoup de lait. La coloration bleue et le froid remontent au-dessus du genou. Une piqûre ne donne pas de sang. T. : matin, 38° ; soir, 39°.

Chaque six heures, injection de morphine.

23. — Le blessé a très bien dormi. On continue la morphine. Pouls toujours faible. T. : matin, 37°8; soir, 38°2.

Une selle le soir.

24. — Sommeil parfait. On change le pansement. La plaie a bon aspect.

Bientôt après ce pansement, le malade se met à délirer

(parle avec ses gens, s'occupe surtout de ses travaux habituels). Le délire augmente dans la soirée ; le blessé devient inquiet, il veut se lever.

Vers cinq heures, on lui fait prendre trois fois dix gouttes d'ammoniaque anisé. T., à six heures : 39°6.

A six heures trois quarts, vomissement violent suivi de mort.

Voici un cas de gangrène par ischémie, terminé par la mort. Celle-ci n'est sans doute pas due au sphacèle, quoique nous l'ayons vu s'élever rapidement vers la racine du membre. Cette observation est intéressante. Il y a eu gangrène à marche rapide et l'amputation était bien indiquée, sinon de suite après l'accident, du moins les jours suivants.

Rapportons enfin le résumé de quelques autres cas identiques ; nous les empruntons, pour la plupart, à M. Maubrac (1).

LIGATURES DANS LE TRIANGLE DE SCARPA

Observation LVI

(Résumée)

(WEIR, *Soc. of chir. N.-York*, octob. 1885)

Coup de feu. La veine est traversée par le projectile et l'artère oblitérée. Gangrène. Mort.

Observation LVII

(Résumée)

(SANDS, *Soc. of chir. N.-York*, octob. 1885)

Blessure par instrument tranchant. Les deux vaisseaux

(1) Maubrac, *Plaies et ligatures de la veine fémorale (Arch. génér. de médecine,* 1889).

sont sectionnés ; l'hémorragie est abondante. Compression. Ligature. Gangrène. Mort.

Observation LVIII

(Résumée)

(MATTHEW, *Surg. Hist. of the Crimean War*, VIII, p. 343)

Soldat, vingt et un ans, reçut une balle dans la cuisse le 8 juin. La ligature de l'artère blessée, dans le triangle de Scarpa, fut faite le lendemain 9 juin, mais la gangrène apparut. Il fallut amputer le membre le seizième jour. Mort le 20 juin. A l'autopsie, on trouva la veine qui n'avait pas été liée, complètement oblitérée.

LIGATURES AU-DESSOUS DU TRIANGLE DE SCARPA

Observation LIX

(Résumée)

(MUNN, *Boston med. and surg. Journ.*, 1884, vol. LXXXI, p. 113)

Un soldat reçut un coup de feu à la cuisse. La balle lésa les vaisseaux fémoraux au tiers moyen de la cuisse.

On lia ceux-ci au-dessus et au-dessous de la blessure. La gangrène apparut rapidement. Le blessé mourut.

Observation LX

(Résumée)

(MUDD, *Journ. of anner. assoc.*, 31 mars 1888)

Fracture du fémur à l'union du tiers moyen et du tiers inférieur. Les deux vaisseaux étaient déchirés et rompus au niveau du canal de Hunter. On les lie en ce point.

Gangrène. Mort.

Observation LXI

(Résumée)

(FISCHER, *Deutsch. Zeit. f. Chir.*, 1872, t. I, p. 231)

Soldat, coup de feu à 10 centimètres au-dessus de la rotule, au huitième jour, hémorragie ; ligature des deux vaisseaux au quart inférieur de la cuisse. Gangrène et mort dix-huit jours après(1).

Observation LXII

(Résumée)

(ANGERER, in BERGMANN, *Zeitsch. zur feier zu Wurzburg*, 1882, p. 5)

Ulcération ayant atteint la veine fémorale. Hémorragie. Ligature des deux vaisseaux.

Gangrène. Désarticulation. Mort.

Nous arrivons ainsi à un ensemble de 17 cas de gangrène, pour lesquels on a fait 4 fois l'amputation : 2 fois on a eu la guérison. Dans les 13 autres cas, nous trouvons 11 fois la terminaison par la mort, 1 guérison, 1 cas non encore déterminé.

Un tel tableau, sans compter les 15 autres faits de gangrène à la suite de ligature au-dessus des vaisseaux profonds, ayant amené 10 fois la mort, nous fait prévoir déjà des conclusions qui ne seront pas rassurantes pour le chirurgien.

Avant d'arriver à la conclusion, nous allons exposer nos expériences personnelles sur les chiens, ainsi que nous l'avions annoncé au début de cette étude.

(1) Nous donnons ce résumé et les indications, entièrement d'après Maubrac, car nous avons en vain cherché ce cas d'après ses indications.

Tableau des observations du Chapitre Deuxième

Ligatures au-dessus de l'origine des vaisseaux fémoraux profonds					Ligatures au-dessous de l'origine des vaisseaux fémoraux profonds				
NOMS DES AUTEURS	N° de l'observ.	CAUSE de L'INTERVENTION		Pages	NOMS DES AUTEURS	N° de l'observ.	CAUSE de L'INTERVENTION		Pages
1. Busch	33	Coup de couteau	M	43	1. Estor	1	Tumeur		7
2. Billroth	34	Tumeur	M	43	2. Lössen	32	Coup de couteau	M	41
3. Kuster	37	Tumeur	M	54	3. Lejars	35	Écrasement, amp.	M	48
4. Poor	38	Bubon	M	55	4. Lejars	36	Écrasement. amp.	G	51
5. Heinecke	39	Tumeur	M	55	5. Baum	50	Coup de couteau	G	58
6. Volkmann	40	Tumeur	M	55	6. Lidell	51	Anévrisme	M	59
7. Gussenbauer	41	Tumeur	M	55	7. Reclus	52	Tumeur	M	60
8. Wesinger	42	Tumeur, amp.	G	56	8. Lucas	53	Coup de couteau, amp.	G	62
9. Davy	43	Tumeur	M	56	9. Rose	54	Coup de couteau	M	63
10. Czerny	44	Tumeur	G	56	10. Rose	55	Coup de couteau	M	67
11. Busch	45	Coup de couteau, amp.	G	56	11. Weir	56	Coup de feu	M	70
12. M. Clellan	46	Coup de couteau, amp.	G	57	12. Sands	57	Coup de couteau	M	70
13. Guthrie	47	Coup de feu	G	57	13. Matthew	58	Coup de feu, amp.	M	71
14. Kraske	48	Coup de feu	M	57	14. Munn	59	Coup de feu	M	71
15. Kronlein	49	Coup de couteau, amp.	G	57	15. Mudd	60	Fracture du fémur	M	71
					16. Fischer	61	Coup de feu	M	72
					17. Angerer	62	Ulcération de la veine	M	72

CHAPITRE III

Ainsi que nous l'avons annoncé (p. 10), nous avons fait quelques expériences sur les chiens; mais, disons-le de suite, elles ne sont aucunement probantes.

En effet, nous avons pris cinq chiens, et nous avons lié simultanément les vaisseaux fémoraux (artère et veine) des deux membres postérieurs; ce qui nous donne dix cas de ligature, et pas une seule fois nous n'avons eu de la gangrène. Nous ne pouvons donc conclure du chien à l'homme, puisque chez ce dernier nous avons au moins un cas sur deux avec gangrène, alors que sur le chien nous n'avons que des guérisons parfaites.

Étonné de ce résultat, nous avons consulté les ouvrages d'anatomie du chien, pensant trouver dans des collatérales nombreuses l'explication de cette non-production de sphacèle. Nous sommes obligé de le reconnaître, là encore nous n'avons rien trouvé.

Comme chez l'homme, un seul vaisseau important naît de la fémorale commune: la fémorale profonde, qui par une branche collatérale, la fémorale postérieure, se trouve en communication avec les vaisseaux du bassin (artère ischiatique).

Nous pensons alors que chez le chien, ainsi que tout ce qui est muscle, le cœur doit être très puissant, et c'est à lui, à son énergie, que la circulation collatérale doit de s'établir, le liquide sanguin pénétrant sous forte tension et dilatant les vaisseaux secondaires très rapidement. En effet, nous avons

noté, qu'à peine la veine fémorale était-elle liée, l'artère
l'étant la première, qu'une circulation veineuse sous-cutanée
s'établissait, dilatant très fortement les veines superficielles.

Nous ne pourrons donc rien conclure de nos essais personnels, nous en rapporterons pourtant les observations, pensant qu'elles auront toujours quelque utilité.

Observation LXIII

1er avril.— Nous opérons un jeune chien de taille moyenne.
Il est placé sur la table d'opération, fixé solidement sur le dos.
Les mêmes précautions aseptiques que s'il s'agissait d'un
homme sont prises. La région est rasée, désinfectée. Les instruments, les fils, le coton, tout est stérilisé. Asepsie de
mon aide et de moi-même.

Opération. — Au tiers supérieur de la cuisse gauche, le
long du muscle couturier, où l'on sent battre l'artère, nous
faisons une incision de 3 centimètres. Section de la peau,
tissu cellulaire sous-cutané, aponévrose. L'artère et la veine
sont recouvertes par le bord interne du couturier. Notre aide
écarte ce muscle. Les vaisseaux, ainsi facilement atteints,
sont dénudés, puis liés séparément avec du fil de soie.

Lavage de la plaie. Points de suture avec des fils de soie.
On recouvre la plaie de collodion.

Même manœuvre pour la cuisse droite ; mais ici, en dénu-
dant l'artère un peu vivement, nous la blessons. Compression
au-dessus. Ligature au-dessus et au-dessous de la lésion.
Ligature de la veine.

Même pansement que pour l'autre cuisse.

Cette double intervention n'a duré en tout qu'une vingtaine
de minutes.

Le chien, que nous n'avions pas endormi, rentre de lui-même dans sa niche, aussitôt qu'il est détaché et mis à terre.

Il ne paraît nullement gêné de ce que nous venons de lui faire. L'extrémité des membres, qui s'était refroidie durant l'opération, se réchauffe rapidement dès que nous enlevons le lien qui immobilisait le membre.

2 avril. — Le chien se promène et se sert parfaitement de ses membres opérés. En se léchant constamment il a fait partir son pansement collodionné.

3. — Même état, mais les points de suture ont sauté, la plaie est béante et légèrement œdématié. L'animal se lèche, et quoique nous ne pensions pas, certes, que sa langue soit aseptique, nous n'avons pas de suppuration.

4. — A partir de cette date, jusqu'en ce jour 12 avril, où notre animal doit être considéré comme guéri, même de sa plaie, nous ne notons rien d'intéressant. Il marche, court. Appétit excellent.

Observation LXIV

Chien de petite taille, mais robuste. Opéré le 2 avril.

Attaché rapidement sur la table d'opération, nous ne l'endormons pas. Cuisse gauche opérée la première. Incision de 3 centimètres au tiers supérieur de la cuisse. Recherche, dissociation et ligature de l'artère et de la veine fémorales, séparément.

Lavage de la plaie. Trois points de suture. Collodion.

Même manœuvre sur la cuisse gauche. Même pansement.

La circulation veineuse superficielle est apparue très nettement sur les deux membres préalablement rasés, et cela aussitôt après la ligature de la veine.

Les suites opératoires sont parfaites.

Notre opéré, rentré tout seul au chenil, joue dès le lendemain avec son compagnon opéré le 1er avril.

Le collodion part les jours suivants ; mais les points de suture n'ont pas lâché. Pas de suppuration.

Aujourd'hui 12 avril. La plaie est fermée. Notre chien se porte aussi bien que s'il n'avait subi aucune intervention.

Observation LXV

Chienne d'une taille plus forte que celle des chiens précédents.

Nous l'opérons le 4 avril. La durée de l'opération a été moindre encore que dans les cas précédents.

Ligatures de l'artère et de la veine fémorales au tiers supérieur de la cuisse.

Notre bête n'a pas été anesthésiée.

Asepsie rigoureuse. Ligatures aux fils de soie. Suture de la peau au crin de Florence.

Aussitôt détachée, elle se sauve vite, d'elle-même, dans sa niche.

5 et 6 avril. — Elle reste couchée, refuse toute nourriture, mais ses membres sont chauds.

Du 6 avril à aujourd'hui 12 avril, la plaie est en bonne voie de cicatrisation ; les fils ont tenu. Les lèvres de la plaie sont un peu œdématiées, mais pas de pus. L'appétit de notre opérée est parfait. Elle marche parfaitement bien.

Observation LXVI

Chienne de forte taille, paraissant assez âgée, opérée le 6 avril.

On rase, on aseptise la région. Cuisse droite opérée la première rapidement. Ligatures de l'artère et de la veine. Points de suture cutanés.

Rien à noter de particulier.

Cuisse gauche. Une petite veine est coupée en cherchant les gros vaisseaux qui se trouvent recouverts par le muscle couturier. Je la lie.

Comme j'arrive sur les gros vaisseaux, l'animal parvient à détacher sa tête et provoque de forts mouvements de tout son corps. Dans un mouvement brusque du membre insuffisamment retenu, je blesse les vaisseaux. Hémorragie. Compression au-dessus de la plaie ; du sang veineux coulant encore, je comprime au-dessous. Pendant ce temps, mon aide immobilise solidement l'animal. Après s'être de nouveau aseptisé, il vient à ma place faire la compression.

Avec un tampon j'enlève le sang, dégage l'artère et la veine que je lie, la première au-dessus, la seconde au-dessous de leur lésion.

On cesse la compression, et de nouveau hémorragie. Je pose un doigt sur le point d'où je vois sortir le sang, point situé entre les ligatures précédentes. Avec une pince hémostatique je saisis sous mon doigt l'artère et la veine en même temps. L'hémorragie est arrêtée. Je pose alors deux fils à ligature, l'un au-dessus, l'autre au-dessous de la pince, et je lie ensemble les deux vaisseaux artériel et veineux, en prenant soin d'isoler tout filet nerveux.

Lavage de la plaie ; je cherche ensuite à voir ce que j'ai lié exactement. Je m'aperçois que c'est la fémorale profonde, à $0^m,003$ au-dessous de son origine. Notre première ligature avait porté sur la fémorale superficielle, tout près de la bifurcation de la fémorale commune.

L'artère blessée était donc la fémorale profonde, peut-être aussi la fémorale superficielle.

Sutures de la plaie aux crins de Florence. Celle-ci a environ 6 centimètres, car nous avons dû, au cours de notre intervention, prolonger notre première incision.

Pansement au collodion iodoformé.

A cause de ce petit incident, l'opération a duré près de trente minutes; malgré cela, notre bête rentre d'elle-même dans le chenil.

Le lendemain, 7 avril, elle allait très bien; il en est de même aujourd'hui 12 avril.

Pas plus que chez les autres opérés, il n'y a trace de spha-cèle. Comme chez les autres aussi, nous avons rapidement vu les petites veines superficielles se dilater fortement.

Observation LXVII

Jeune chien de taille moyenne; mauvais état général. Il est affreusement maigre, écorché en différents points.

OPÉRATION le 8 avril. — Nous rappelant l'incident survenu dans notre dernière opération, nous l'anesthésions au chloro-forme. La résolution est arrivée très vite et a été sagement maintenue pendant toute la durée de l'intervention.

Cuisse droite. — Incision rapide des tissus; je trouve faci-lement les vaisseaux que je lie séparément au-dessous de l'o-rigine de la fémorale profonde.

Suture de la plaie. Collodion iodoformé.

Cuisse gauche. — Incision toujours le long du muscle cou-turier au tiers supérieur de la cuisse.

Je trouve un premier paquet vasculaire; j'isole l'artère et la veine. Je pose un fil à ligature sur chacun des vaisseaux, mais je ne lie pas, trouvant ces vaisseaux d'un calibre bien faible pour être les vaisseaux fémoraux; je sens battre, d'ail-leurs, un peu plus sous le couturier, une autre artère.

Mes deux premiers fils sont pris dans une pince à forci-pressure et sans être liés, mais pouvant l'être ainsi rapide-ment.

Je vais, avec précaution, à la recherche de l'autre artère, et j'arrive au point de bifurcation de l'artère fémorale commune ou profonde et superficielle. C'est bien cette dernière qui se trouve prise dans mon premier fil. Au lieu de lier celle-ci, afin de modifier mon expérience, je lie la fémorale commune juste au-dessus de sa bifurcation, ainsi que la veine.

Points de suture aux crins de Florence. Collodion iodoformé.

Au réveil, le chien est pris d'une véritable attaque d'épilepsie avec opisthotonos, raideur des membres, puis convulsions variées et salivation abondante.

On le porte dans sa niche, quand il commence à se calmer ; et là, il s'assoupit.

Deux heures après, il était éveillé et répondait à nos caresses.

Le lendemain et les jours suivants, comme tous ses compagnons, il va bien et mange gloutonnement, défendant sa part que lui disputent les autres opérés.

Aujourd'hui 12 avril, pas trace de gangrène.

Nous avons arrêté là notre série d'expériences, pensant inutile de continuer, jugeant par ces dix cas de ligature que nous ne pouvons rien conclure du chien à l'homme. D'ailleurs M. le professeur agrégé de physiologie, Delezenne, nous a dit se rappeler une centaine de cas de ligatures simultanées de l'artère et de la veine, et jamais il n'a eu de gangrène.

M. le professeur de physiologie Hédon ne se rappelle qu'un seul cas, où il n'avait d'ailleurs lié que la veine fémorale. Son chien eut de la gangrène par stase sanguine, il amputa l'animal dès que le sphacèle se fut limité.

Nous sommes donc obligé de laisser absolument de côté toutes ces observations pour nos conclusions, et de dire : « Le chien n'est pas comparable à l'homme, soit que ses vaisseaux, soit que son cœur, soit que sa tension sanguine, soit enfin

que la vitalité de ses tissus, soient différents de ce qu'on trouve
chez celui-ci. »

CONCLUSIONS

Nous avons annoncé que nous tirerions de tout notre travail des conclusions pratiques. Nous allons essayer de tenir
notre promesse ; mais au dernier moment, devant cet ensemble de faits et d'opinions si discutées, et cela par des chirurgiens plus autorisés que nous, nous hésitons. Sommes-nous
en droit vraiment de donner raison à ceux-ci ou à ceux-là ?
Serons-nous franchement insouciant, considérant cette gangrène d'origine vasculaire comme quantité négligeable ? Serons-nous vraiment effrayé de sa trop constante apparition
et de sa gravité ? Conclurons-nous de là à l'amputation pré-
maturée ?

Nos conclusions, seront, je crois, celles de tous les chirurgiens, lorsque nous aurons réuni et comparé les faits dans un
tableau d'ensemble :

Tableau synoptique

Ligature des vaisseaux fémoraux (artère et veine) au-dessus de l'origine des vaisseaux profonds

CAS DE GUÉRISON				CAS DE GANGRÈNE				
NOMS DES AUTEURS	N° de l'obs.	CAUSE de L'INTERVENTION	Pages	NOMS DES AUTEURS	N° de l'obs.	CAUSE de L'INTERVENTION		Pages
1. Gensoul......	2	Bles. de la veine	14	1. Busch........	33	Coup de cout. bles. des deux vais.	M	43
2 Rose.........	9	Coup de cout. Bles. des deux vaisseaux	22	2. Clellan........	46	Id.	G	57
3. Rose........	10	Id.	23	3. Guthrie...	47	Coup de feu.	G	57
4. Volkmann....	30	Id.	37	4. Kraske.......	48	Coup de feu. Bles. des deux vais	M	57
5. Gunter.......	31	Id.	37	5. Kronlein......	49	Coup de cout.	G	57
				6. Busch..	45	Id.	G	56
6. Tillmanns.....	4	Ablat. de tumeur	17	7. Kuster.......	37	Ablat. de tumeur	M	54
7. OEttingen.....	7	Id.	19	8. Heinecke.....	39	Id.	M	55
8. OEttingen... .	8	Id.	19	9. Volkmann.. ..	40	Id.	M	55
9. Dolbeau......	23	Id.	34	10. Gussembauer..	41	Id.	M	55
10. Volkmann.....	28	Id.	36	11. Vesinger......	42	Id.	G	56
11. D. Macléan....	29	Id.	37	12. Davy.........	43	Id.	M	56
				13. Czerny.......	44	Id.	G	56
12. Sheild........	6	Adénite suppurée	19	14. Billroth.....!	34	Id.	M	43
13. Pitt..........	26	Id.	36					
14. Hulke........	27	Id.	36	15. Poor...	38	Bubon suppur.	M	55

Ligature des vaisseaux fémoraux (artère et veine) en des points indéterminés
CAS DE GUÉRISON

NOMS DES AUTEURS	N° de l'obser.	CAUSE DE L'INTERVENTION	Pages
15. Del Sole......................	18	Blessure par instrument tranchant	31
16. De Guise.....................	19	Id.	32
17. Weber........................	21	Id.	33

Tableau synoptique

Ligature des vaisseaux fémoraux (artère et veine) au-dessous de l'origine des vaisseaux profonds							
CAS DE GUÉRISON				CAS DE GANGRÈNE			
NOMS DES AUTEURS	N° de l'observ.	CAUSE de L'INTERVENTION	Pages	NOMS DES AUTEURS	N° de l'observ.	CAUSE de L'INTERVENTION	Pages
1. Tillmanns.....	5	Bles. des 2 vais. par inst. tranchant	17	1. Lössen........	32	Bles. des 2 vais. p. inst. tranch.	M 41
2. Annandale....	13	Id.	26	2. Baum.........	50	Id.	G 58
				3. Lucas....... ..	53	Id.	G 62
3. Walsham.....	15	Id.	28	4. Rose	54	Id.	M 63
				5. Rose	55	Id.	M 67
4. Péan	20	Id.	32	6. Sands	57	Id.	M 70
5. Pilcher	22	Id.	34				
				7. Weir........	56	Coup de feu	M 70
6. Morton	24	Id.	35	8. Matthew	58	Id.	M 71
				9. Munn	59	Id.	M 71
7. Heine........	25	Id.	35	10. Fischer	61	Id.	M 72
8. Nélaton	12	Coup de feu	25	11. Estor.........	1	Tumeur	7
				12. Reclus........	52	Id.	M 60
9. Ed. V. Wahl..	14	Id.	28				
				13. Lejars..... ..	35	Écrasement	M 48
10. Czerny	16	Id.	29	14. Lejars........	36	Id.	G 51
				15. Mudd........	60	Fract. du fém.	M 71
11. Langenbeck...	3	Tumeur	15				
				16 Angerer.......	62	Ulc. de la veine	M 72
12. Grillo........	17	Anévris. art. vein.	31	17. Lidell	51	Anévrisme	M 59

Nous avons ainsi réuni en tout 61 cas de ligature simultanée des vaisseaux fémoraux. Dans 29 de ceux-ci, la ligature a été faite au-dessous de l'origine des vaisseaux profonds; dans 29 autres, au-dessus de ces derniers; dans 3 enfin, nous n'avons pu préciser le lieu de la ligature.

32 fois, sur ces 61 observations, la gangrène est apparue,
                    soit 52,46 pour 100.

Pas de gangrène dans 47,54 pour 100 seulement.

Si maintenant nous considérons les cas séparément dans les deux grandes catégories que nous avons établies, nous trouvons :

A.— Pour les 29 cas où la ligature a porté à l'origine des vaisseaux fémoraux, 15 fois la gangrène,
                    soit 51,73 pour 100.

Et la mort survient 7 fois,
                    soit 26 pour 100.

Voyons de plus près si les causes qui ont amené la double ligature semblent en influencer les conséquences.

a) Sur 10 cas de blessure accidentelle par instrument tranchant, nous avons 5 gangrènes,
                    soit 50 pour 100,
et pas un seul cas de mort.

b) Sur 14 cas d'ablation de tumeurs, nous avons 8 gangrènes,
                    soit 57,15 pour 100,
et 6 morts,
                    soit 66,66 pour 100.

c) Sur 4 cas d'adénites suppurées, 1 fois gangrène,
                    soit 25 pour 100,
suivie de mort.

B. — Passant à notre second tableau, où les ligatures ont porté au-dessous de la naissance des vaisseaux fémoraux profonds, nous avons encore 29 cas et 17 fois gangrène,

soit 58,12 pour 100,

suivis 13 fois de la mort,

soit 74,47 pour 100.

a) Dans 13 de ces 29 observations, la ligature a été causée par blessures vasculaires, suite de coups de couteau, 6 fois gangrène,

soit 46,15 pour 100,

mort 4 fois,

soit 66,66 pour 100.

b) 7 fois blessures des vaisseaux par armes à feu, gangrène 4 fois,

soit 57,14 pour 100,

et mort chaque fois.

c) 3 fois ablation de tumeur, gangrène 2 fois,

soit 66,66 pour 100,

1 cas de mort,

soit 33,33 pour 100,

et une malade (1) en cours d'observation.

d) 2 fois gangrène dans 2 cas d'écrasement. Amputation chaque fois. Mort dans 1 cas.

e) 2 cas d'anévrisme artérioso-veineux ; 1 fois gangrène et mort.

f) Enfin 2 derniers cas : dans l'un fracture du fémur, blessure, ligature des vaisseaux : gangrène, mort. Dans l'autre, ulcération de la veine, ligature des deux vaisseaux sanguins : gangrène, mort.

A cet ensemble de faits précis, ajoutons ceux dont Wal-

(1) Oservation n° 1.

sham (1) croit se souvenir, au nombre d'une dizaine, suivis 4 fois de gangrène,

soit 40 pour 100,

enfin ceux de Niebergals au nombre de 24, ainsi répartis :

a) 16 cas de ligatures dans le cours d'ablations de tumeur, gangrène 10 fois,

soit 62 pour 100.

b) Et 4 fois la gangrène sur 8 cas de traumatisme,

soit 50 pour 100.

Nos conclusions, d'après cela, seront loin d'être rassurantes, elles seront exactes pourtant, car les chiffres sont les chiffres. Or, même en négligeant les derniers cas de Walsham et de Niebergals, puisque nous ne pouvons les rapporter en entier, nous trouvons encore le sphacèle dans 52,46 pour 100 des cas, suivis de mort dans 62,5 pour 100.

Malgré ces chiffres, nous pensons qu'ayant encore 47,54 pour 100 de chance de ne pas voir apparaître la gangrène, nous devrons compter sur ces chances et ne pas amputer trop précipitamment. Comme nous l'écrit M. Rochard (2), « la lésion simultanée de l'artère et de la veine fémorales n'est pas aujourd'hui un cas absolu d'amputation.

Lorsqu'elles sont intéréssées dans une blessure, on les lie toutes deux et on attend. Si la plaie n'est pas infectée et ne suppure pas, la circulation se rétablit par les anastomoses et le blessé guérit le plus souvent.

Lorqu'en enlevant une tumeur on est forcé de lier l'artère et la veine fémorales, on fait de même. Il est toujours temps d'amputer si la gangrène envahit le membre. »

Nous conclurons donc comme lui, tout en réservant beau-

(1) Page 28.

(2) Ancien inspecteur du service de santé de la marine, membre de l'Académie de médecine.

coup plus notre pronostic, car nous l'avons vu, la circulation collatérale est loin de s'établir aussi facilement qu'on pourrait l'espérer. Enfin, il faut savoir qu'il peut y avoir d'un homme à un autre homme des différences qui font que l'un fera de la gangrène alors que l'autre n'en fera pas, sans qu'il nous soit possible d'en déterminer la raison.

Aussi :

1° Nous lierons les vaisseaux chaque fois qu'il le faudra, en pratiquant l'asepsie et l'antisepsie la plus rigoureuse, et nous attendrons.

2° Si la gangrène apparaît, nous amputerons ; mais à quel moment? M. Maubrac dit *vite* et *haut*, M. Lejars écrit : « Pour un peu, je pencherais vers la seconde alternative » (l'amputation rapide); mais il est moins affirmatif que Maubrac, et nous le serons moins encore. Non, nous ne supprimerons pas un membre dès l'apparition de la gangrène, fort embarrassé d'ailleurs de savoir à quelle hauteur appliquer le couteau. Cette gangrène, si elle est aseptique, ne marchera pas si vite que semble le craindre Maubrac. Bien au contraire, elle se limitera, et c'est alors seulement, que, bien sûr de pouvoir dépasser les limites du mal, nous amputerons, conservant ainsi au blessé un membre encore assez long souvent pour qu'il puisse s'en servir parfaitement avec un pied articulé.

3° Mais il faudra bien savoir que, dans le cas où la gangrène est septique, agir vite et haut sera la vraie méthode ; car la gangrène septique marche à grands pas, et, quand on songe à intervenir, il est trop tard bien souvent.

4° Il faudra enfin, lorsque la gangrène sera aseptique, s'efforcer de la maintenir ainsi. Pour cela, embaumer véritablement le membre, et renouveler rarement le pansement seront deux bons principes. Ce tissu de sphacèle, en effet, est un bon milieu de culture qui ne demande qu'à s'infecter. Si ce fait se

produit, nous sommes ramené à nos conclusions précédentes :
« gangrène septique, amputation rapide ».

5° Enfin, il est certain que, suivant les circonstances :
a) chez un individu âgé, cachectique, ou cardiaque ; b) dans
le cas où l'on intervient à la suite d'un traumatisme violent et
grave, chez un blessé souvent exsangue ; c) ou, ainsi que l'a
montré notre statistique, dans les cas de tumeur, les chances
de succès sont plus douteuses.

Tenant compte de ces causes, on sera autorisé, dans certains cas, à amputer de suite. Mais même alors pourtant,
nous pencherons pour l'expectative, prêt d'ailleurs à intervenir d'un instant à l'autre.

En résumé, la gangrène n'est pas une conséquence fatale
de la ligature simultanée des vaisseaux fémoraux (artère et
veine), même faite à leur origine, mais c'en est une suite fré-
quente.

L'amputation devra alors être pratiquée, mais tardive-
ment.

Dans le cas seulement où l'infection donnerait au sphacèle
une marche rapide, on agirait vite et haut ; pas certain, même
alors, d'avoir pu dépasser les limites du mal et de ne pas
voir celui-ci reprendre sa marche dans les lambeaux.

INDEX BIBLIOGRAPHIQUE

Dictionnaires
{
JACCOUD. — Articles....... } Gangrène.
Anévrisme.

DECHAMBRE. — Articles... } Gangrène.
Anévrisme.
}

HAYEM. — Revue des sciences médicales.

ALLIBERT (P.-C.). — Recherches sur une occlusion peu connue des vaisseaux artériels, considérée comme cause de gangrène (Th. doctorat, Paris, 1828).

JOBERT DE LAMBALLE. — Considérations nouvelles sur l'étiologie et le traitement de la gangrène sèche des membres (Bulletin de thérapeutique, t. XXXIV, p. 35, 1848).

CHARCOT. — Gangrène du pied et de la jambe gauche (Gazette médicale, Paris, 1856, p. 130).

LEMARCHAND. — Études sur quelques points de l'histoire des oblitérations vasculaires (Th. doctorat, Paris, 1862).

ISNARD. — Th. doctorat, Paris, 1818.

SCHUTZENBERGER. — De la gangrène spontanée du pied par oblitération des artères tibiale postérieure et péronière (Gazette médicale de Strasbourg, juillet 1838).

RAYNAUD (M.). — Gangrène des extrémités par embolie (Bulletin de de la Société anatomique, 1859).

PRESTAT. — Gangrène de la jambe consécutive à l'oblitération de l'artère crurale par arrêt de la circulation dans un cas de fracture de la cuisse (Bulletin de chirurgie, 1866).

— Gangrène de la jambe consécutive à un anévrisme de la poplitée et oblitération de l'artère fémorale. Mort (Bulletin de chirurgie, 1861).

DELBET. — Sur 109 ligatures artérielles, 12 cas de gangrène (Revue de chirurgie, 1895).

DELBET. — Th. doctorat, Paris, 1888-89, n° 151.

DANSON. — De la conduite à tenir à l'égard des vaisseaux dans l'extirpation des tumeurs du pli de l'aine (Th. doctorat, Paris, 1885-86, n° 135).

BILLROTH. — De la gangrène (Éléments de pathologie chirurgicale générale, traduction française, Paris, 1868, p. 357).

TRIPIER (L.). — Sur une nouvelle cause de gangrène spontanée avec oblitération des artérioles capillaires (Compte rendu de l'Académie des sciences, janvier 1874).

KIRMISSON. — Gangrène sèche ; dissection des artères des membres inférieurs (Société anatomique, 1889, p. 196).

HENRY. — Traitement des gangrènes spontanées des membres inférieurs (Th. doctorat, Montpellier, 1890-91, n° 35).

HEYDENREICH. — De la gangrène par endartérite oblitérante (Semaine médicale, juillet 1892).

BRICHETEAU. — De la gangrène spontanée et de ses rapports avec l'artérite (Th. doctorat, Paris, 1851).

BLOCH. — Beitrage zur Kenntniss der Aneurysmen (Th. de Zurich, 1881).

TRÉLAT. — Anévrisme artérioso-veineux guéri par la double ligature du sac (Revue de chirurgie, 1889, p. 336).

CHAMPIONNIÈRE (Lucas). — Anévrisme artérioso-veineux guéri par la double ligature (Revue de chirurgie, 1888).

— Anévrisme de la fémorale ; ligature de l'iliaque interne. Guérison (Revue de chirurgie, 1888, p. 325).

PAMARD. — Anévrisme de la fémorale. Ligature. Guérison (Revue de chirurgie, 1883, p. 474).

BERGER. — Anévrisme de la fémorale primitive, ligature de l'iliaque externe. Guérison (Revue de chirurgie, 1882, p. 1047).

LEFORT. — Traitement des anévrismes (Bulletin de la Société de chirurgie, 1886).

COMBALLAT. — Société de chirurgie, 1881, p. 609.

RECLUS. — Traitement des anévrismes artérioso-veineux (Bulletin de la Société de chirurgie, juillet 1891).

BERGER. — Anévrisme articulaire du pli de l'aine (Bulletin et Mémoire de la Société de chirurgie de Paris, 1878, p. 605-607).

BARDELEBEN. — Uber das traumatische Anevrisma arterioso-venosum (K.) in-8°, Berlin, 1871.

GEORGESCO. — Contribution à l'histoire des anévrismes artérioso-veineux (G.) in-4°, Paris, 1873.

HENRY. — (A. A.) Considérations sur l'anévrisme artérioso-veineux, in-4°, Paris, 1875.

TOUSSAINT. — (P. A.) De l'anévrisme artérioso-veineux, in-4°, Paris, 1851.

MALGAIGNE. — Note sur un nouveau procédé opératoire pour la cure de l'anévrisme artérioso-veineux (Revue médicale et chirurgicale, Paris, 1852, p. 155-161).

AL. VON KORETZKY. — Klin und exper Beitrage zu Frage der Ligatur der Schenkelvend unterhalt der Ligamentum Poupartii (Arch. f. klin. Chir., 1887, t. XXXVI, p. 614).

Z. BRICO. — Contribution à l'étude de la ligature de la veine fémorale au niveau de l'arcade crurale (Th. de Lyon, 1890).

KUSTER (in Braun). — Arch. fur klin. chir., 1883, vol. 28, p. 627).

HEINECKE (in Rabe). — Deut. zeit. f. chir., 1878, vol. V, p. 258.

VOLKMANN (in Hirsch). — Th. de Halles, 1875, p. 10.

GUSSENBAUER. — In klin. Weil. Prag. med. Woch., 1880, n° 13.

WESINGER (in Braun). — Arch. f. klin. chir., 1882, t. XXVIII, p. 633.

DAVY. — Lancet, 1885, p. 1138.

MAUBRAC. — Plaies et ligatures de la veine fémorale (Archives générales de médecine, 1889).

GENSOUL. — Gazette médicale, 1833.

TILLMANNS. — Intern. journ. of med. and surg., vol. 1, p. 224.
— Berlin. klin. Woch., 1881, p. 33.

SHEILD. — Soc. med. Lond., mars 1887.

LYDELL. — Encyclopédie intern. de chirurgie, p. 261, 1884.

V. ŒTTINGEN. — St-Pétersbourg med. zeitsch., 1865, vol. VIII, p. 322.

ROSE. — Sammlung klin. Vorkage, 1875.

ROSE. — Corresp. Blatt. f. schav. aerz, n° 6, p. 173, 1877.

NÉLATON. — Bulletin et mémoires de la société de chirurgie de Paris, 1883.

ANNANDALE. — Lancet, 1878, t. I, p. 568.

RHEINOLD. — Thèse de Marburg, 1882.

CZERNY (in Regnault). — Arch. f. klin. chir., 1887, vol. LIII, n° 63.

BUSCH. — Deutsch. Geselsch. f. klin. chir., 1881, Xme congrès, p. 122.

MAC CLELLAN. — Principles and Patrice of surgery, p. 277.

GUTHRIE. — Disease and injuries of arteries, p. 242.

KRASKE. — Centralblatt f. chir., 1880, n° 43, p. 689.

KRONLEIN. -- Corresp. Blatt. f. schaw. aerz., vol. XII, n° 14, p. 474.

BAUM. — Berl. klin. Woch., 1883, p. 659.

THOMSON (*in* Otis). — Surgery, III, 1883, p. 44.

RECLUS (*in* Ortega). — Th. de Paris, 1882.

LUCAS. — Brit. med. journ., janvier 1883, p. 106.

Ed.-V. WAHL. — Sᵗ-Petersbourg med. Woch., 1884.

WALSHAM. — Lancet, mars 1888, p. 623.

CZERNY. — Berl. klin. Woch., 1883, p. 19.

GRILLO. — American journ. of medical sciences, avril 1867.

GRILLO. — Gazette médicale, Paris, 1834.

DEL SOLE. — Gazette médicale, Paris, 1834.

DE GUISE. — Bulletin de la Société de chirurgie de Paris, 1886.

PÉAN. — Cliniques chirurgicales, 1874.

WEBER. — Berl. klin. Woch., 1881 (cité par Tillmanns).

PILCHER. — New-York med. journ., novembre 1884, p. 617.

DOLBEAU. — Société anatomique, novembre 1859, p. 297.

MORTON. — Pensylvania Hosp. Reports, 1868, t. I, p. 192.

HERVÉ. — *In* k. Weil. Prag. med. Woch., mars 1880.

PITT. — Soc. of. med. Lond., mars 1887.

HULKE. — Lancet, mars 1888, p. 624.

VOLKMANN. — *In* Hirsch (Th. de Halles, 1875, p. 20).

DONALD MACLÉAN. — Med. Record. New-York, 1882, t. XXI, p. 32).

VOLKMANN. — Beitrage zûr chir.

GUNTER. — Th. de Wûrzbûrg, 1882.

LÖSSEN. — (Cité par MAUBRAC) Arch. gén. de méd., 1889.

BUSCH. — Arch. f. klin. chir., 1873, vol. 15, p. 481.

BILLROTH. — Beitrage zur statist. de carcinome, 1878, p. 265.

LEJARS. — Injections intra-veineuses de sérum artificiel (Presse médicale, 1ᵉʳ janvier 1896).

NIEBERGALS. — Die Verletzung die vena femoralis communis am Pour-
partschen Bande irke. Folges und irke Behandlung (Deutsch.
zeitschrift f. chir., 1893, t. XXXVII, p. 268).

WEIR. — Soc. of chir. New-York, octobre 1885.

SANDS. — Soc. of chir., New-York, octobre 1885.

MATTHEW. — Surg. hist. of the Crimean war, VII, p. 343.

MUNN. — Boston med. and surg. journ., 1864, vol. 81, p. 113.

MUDD. — Journ. of anner assoc., 31 mars 1888.

FISCHER. — Deutsch zeit. f. chir., t. I, 1872, p. 231.

ANGERER (*in* Bergmann). — Festschrifft zur feier zu Wurzbvrg, 1882.

FRANCOPOULO. — Gangrène par congélation des deux pieds (Th. de
Paris, 1896).

ZEIDLER. — Zu Unterbindung die arteria und vena femoralis, Berlin klin. Woch., 23 septembre 1890.

G. SCHNEIDER. — Über traumatische gangrän der unteren extremität, imbesonder nach Fracturen und gefauerletzungen der Poplitealgegend (Inaug. dissert., Friburg, 1892).

RECLUS. — Communication écrite.

LEJARS. — Communication écrite.

ROCHARD. — Communication écrite.

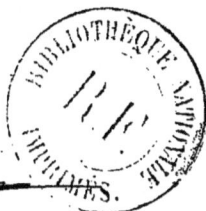

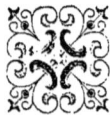

www.ingramcontent.com/pod-product-compliance
Lightning Source LLC
Chambersburg PA
CBHW071109210326
41519CB00020B/6243